U0934148

· 福建省社科项目“近代福建与东南亚中医药跨域流动研究”（编号 FJ2019B040）阶段性成果

· 教育部人文社科项目“馆藏民国时期中医稿抄本目录编制与研究”（编号 20YJA870002）阶段性成果

·闽台中医药文化丛书

吴瑞甫全集

蔡鸿新　王尊旺　张孙彪　主编

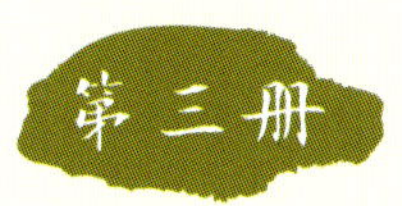

李　颖　主编

厦门大学出版社
XIAMEN UNIVERSITY PRESS
国家一级出版社
全国百佳图书出版单位

目　录

删补中风论

新订奇验喉证明辨

伤科要诀

外科理法

删补中风论

吴锡璜　删补
李　颖　校注

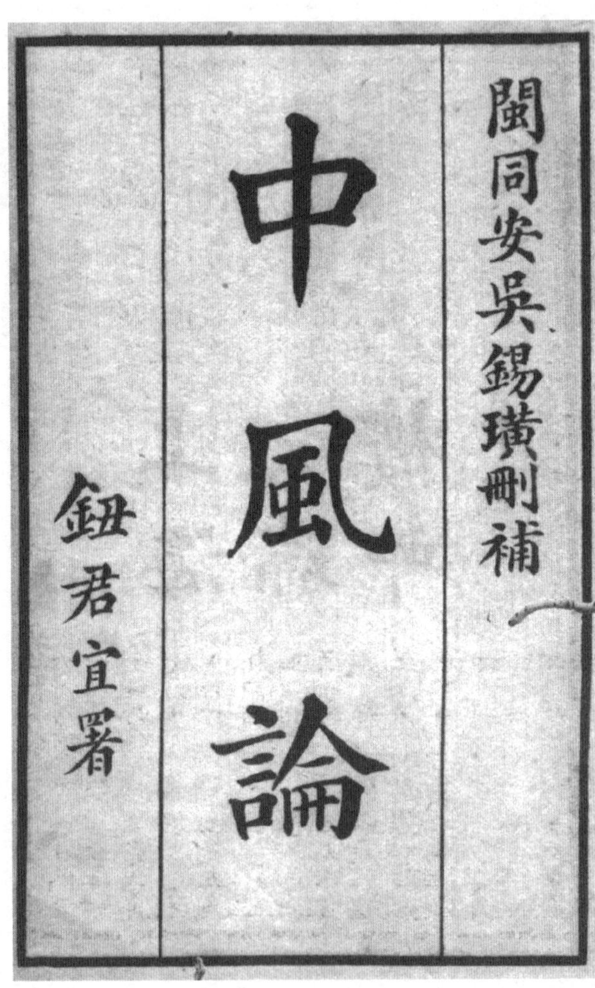

閩同安吳錫璜刪補

中風論

鈕君宜署

内容提要

《删补中风论》，不分卷次，系吴瑞甫在清代医家熊笏《中风论》一书基础上增补、评注而成。吴氏针对原书相关条目参以己意，融汇中西学说，增补《论脑》《论脑髓体用以及中风关于脑髓之原理》《中风后论》《看护及处方之大法》《论中风外治法》等篇目，逐一阐发中风病的病因、病机和治疗。该书于1920年在厦门回春庐医院完成，1922年由上海文瑞楼发行石印本，封面题写“中风论，闽同安吴锡璜删补”，卷首有苏万灵、陈延香、吴瑞甫序言各一篇。该书确系吴氏临证经验之总结，文瑞楼书局售书广告称此书为“中国独一无二治中风之善本也”。本次整理以上海文瑞楼1922年石印本为底本，以《三三医书》刊本为校本。

目　　录

删补中风论

序　一

吴黼堂先生，吾同[1]之名孝廉也。自少好谈医，与余最友善，博览岐黄家言，手不释卷，殆三十余年，所著《中西温热串解》经已行世。生平所到之处，凡延聘诊疾者，靡不应手而痊。所评阅医书，达千余卷。先生论医，每好参西说，尝谓近世习医者，动辄讥中医书为浮泛、为理想，其实均有融会贯通之处，特浅学者未涉其藩耳。近以脑病盛行，先生慨我国脑病之无专书，检阅旧箧，得《增补中风论》一书，为数年前之评本，所言脏腑功用，得先生为之发明，遂有缘月见指、即指见月[2]之妙，乃叹近世之习西医学说而诋毁中医学说者，殊太无谓也。先生根本此书，以治中风大疾，奏效如神。邑人士每请先生，谓当此脑病流行之际，宜付诸石印，以救世急。先生以此书确有实效，急宜表章，俾世之治此症者，得奉为指南，其活人之功非浅鲜也。先生为余言，凡儿科、内科、妇科、外科，均将融会中西学说，以求实用。余以先生习医之精，尤能勤学不倦，是轩岐已得传人矣，爰喜而为之序。

民国九年季秋社小弟苏万灵锡卿氏拜序

---

① 同：指同安县，今厦门市同安区。

② 缘月见指、即指见月：此句来自佛语“以指见月”。即借助手指的指引见到月亮，引申为通过点拨认识真理。

序 二

吴瑞甫先生，香世好也。弱冠即以医名于时，生平为诗文，不假思索。少时应县府试，及岁科试，辄冠其军，与香父交最久。甫弱冠，邑侯钟德门病痰饮已八年，喘促不能坐卧，耳先生名，延聘施治。先生为之处方，十六日而久恙全痊，知先生世代均粹于医，特奖先生以七世名医之额，由是医名大噪。迩来中风之病日多一日，凡延先生诊治者多所全活，手足亦不至偏废。人每疑其有奇方异术，香为之质证于先生，先生曰：余无他谬巧，惟生平读书，恒喜以西法证中法，而得其所以然之妙而已。中风病向来无专书，先生得熊叔陵书，以治此症，已独辟蚕业[①]。又将西说与此书互勘，尤见议论精切，洞达病情。西人每谓中国医学家自为说，诚如先生融会中西医理，以求其确凿之所在，类多鞭辟入里，取效如神，视世之以理想谈医者，相悬何啻霄壤！先生此书，脱稿已久，香请付石印，以公诸世。经蒙许诺，爰特序数语，以弁于简端。

民国九年孟冬之月陈延香拜序于集美大学校

① 独辟蚕业：开辟崭新之领域。

序　三

余于二十年前购中西各医籍读之，窃怪偏枯症，中国属之中风，西医属之脑出血，抑何相歧之甚。再三研究，不得甚解，既而思之，则以中风言其象也，脑出血言其受病之处也，则又欲求其会通而不得。又思《景岳全书》有云：治风先理血，血行风自灭，始悟风病即血病也。皮肤搔痒，古人名为血瘙，用凉血疏风，每每获效，乃知血热生内风，为我国不磨[1]之论。故知中风言其病根也，脑出血言其病处也。近数年来，中风之病益复加多，在通商繁盛之处尤多。一则洋酒盛行，足以伤脑也；二则肥甘不节，嗜欲日深，积痰生热，有以酿此沉疴也。此症遍阅方书，惟熊叔陵先生确知其受病所在，是书名医陈修园先生曾刊之于闽省，惜流传不多，余二十年前得是书读之，加以评注，补其未尽之意，后遂以善治中风为世推许。友人知余有是书，群怂恿付诸石印，以公诸天下，乃于旧箧中检得之，就原书删其纰缪，补其缺略，遂灿然大备。虽未敢谓概臻完善，而执此以治中风大病，必无错误，区区救人苦心，窃愿与精于此道者共领之耳。

民国九年十一月闽同安吴锡璜序

① 不磨：不可磨灭。

原 序

《中风论》一书，安义熊叔陵先生著。闻向无刊本也，戊寅夏间，余从里中世医郭君秋泉借阅其家藏抄本，喜是书明于内景，不独为中风立论，即中风一症，灼有见地，全卷无一模棱语，因手录之。嗣询此书所由来，秋泉云嘉庆季年，吾闽陈修园先生治疗出一时名医右，熊君耳其名，不远千里来证所学。修园下榻，钦其绪论，即知熊有撰述，奈深自谦，秘不肯示人。一日熊外出，修园门下士私发其簏[①]，得此书传抄之。欲再检他本，诘朝熊束装归矣。余于客冬购得叔陵辑注《难经》，读其中精义名言，悉从《灵》《素》体会而出，与《中风论》相表里，欲合刻而公诸世，未逮也。今夏，家端植兄拟刊医书，余以此论告，即欣然出资付梓，并自任校雠之役，一字之疑，必来参酌。剞劂竣事，属叙缘起，余思熊氏书出，当有目共赏，固无待余之表彰，而端植隐于市廛，能不没前贤之美，俾悬觚家获指南，可多得哉！惟读《难经辑注》，知叔陵先生尚有《伤寒金匮合注》《医案一隅录》两种，肆中遍访无此书，端植能一一搜罗，襄刻熊氏全集，尤余之厚望也夫。

时光绪甲申八月子庄林庆祺谨序

① 簏：竹箱。

熊叔陵自序

昔神农、黄帝、岐伯、俞跗以神圣之资，阐阴阳之奥，创兴医籍，拯济疾苦，实与教养政治相辅而行。故三坟之书先于五典，盖医之学，备在君相矣。厥后有伊尹汤液，亦其类也。东迁以来，君相罕有知者，而其学遂降为艺术。若医和、医缓、扁鹊之俦[①]，皆其最也。始皇焚百家之说，不禁医卜，故《灵枢》《素问》《神农本经》《扁鹊难经》，犹传于世。汉之太仓公、华元化、张仲景之徒，皆精其术。仓公、元化无传书，惟仲景有《伤寒》《金匮》两书，实与《本经》《汤液》《灵》《素》《难经》相为表里，此医学之大成也。晋太医令王叔和错解义例，篡乱原文，而医学始晦，相沿至今，卒无起而正之者。虽有诸家辈出，各抒所见，究与《灵》《素》《难经》不能符合。其弊在于不信古经，不明内景，枉逞胸臆，是以得不偿失，名不副实，著作虽多，去古愈远矣。近世医方本草诸书，专执心肝脾肺肾，颠倒金木水火土，满纸空谈，毫无实义，莫不家置一册，沿为习俗，牢不可破。此时即起轩岐、卢扁诸圣贤而正之，不目为怪，则斥为妄耳。笏学术谫陋，惟于古圣之书颇曾究心，观其诊病脉法、经络营卫、内景脏象，皆与后世诸论不同。盖理寓于气，气寓于形，后人舍形气而言理，故其术肤浅而不适于用。古人求实理于形气之中，故其术精切而多奇中。今欲实从形气中以求治病之理，不得不详之如下，以就正于高明，庶不至于按剑相诧也夫。

道光辛巳孟春江右熊笏叔陵甫自叙

---

① 俦：同类。

中风论全卷

江右熊笏叔陵辑　长乐陈念祖修园定

闽同安黼堂吴锡璜删补

受业　男吴树萱　甥郑子德　同校

论脏象

肝藏魂，属足厥阴经，有正络入肝络胆。主春木风令，旺于春。以胆为腑，属足少阳经，有正络入胆络肝。七情主怒，声主呼，液为泪，五官目。

熊叔陵曰：凡脏腑之相表里者，因诸经相属相络也。后世用五行干支相配，亦属凿空腐谈。

吴黼堂曰：肝之功用，西医以为运血入内，变生胆汁，以入胃化谷。此即《内经》饮食入胃，散精于肝，亦即肝主疏泄之义也。所谓正络入胆，即肝体之微丝血管也。微血管与胆相接，其胆汁即由血内滤出，以输入之微血管所寓之处，乃在肝体之生珠，其色黄。有此生珠，而胆管乃以发生其功用。肝胆有病则目睛黄，昔人所以有肝窍于目之说也。《东医宝鉴》云：肝之余气，溢入于胆，聚而成精。精者，魂之所从出也。《左传》云：人生始化为魄，既生魄，阳曰魂。魂魄者，神灵之名，故附形之灵为魄，附气之神则为魂。魄者，伝[①]也，犹言流行于外，魂气无所不之也。肝气主疏泄，有流行之象，故《丹经》以魂藏于肝，与《难经》合。厥阴为木之气，主旺于春，而肝气应之，木顺其条达之性。斯胆汁入胃，化物有权，而人之神气以生。西人以精神概归诸脑，试问五脏之运行，其功用而不息者，非神气为之乎？夫亦可恍然悟矣！

心藏神，属手少阴经，有正络入心络小肠。主夏君火热令，旺于夏。以小肠为腑，属手太阳经，有正络入小肠络心。心君无为，五官舌。

吴黼堂曰：《难经》有心藏神之说，与西医言脑为神经，若判径庭。然考《白虎通》云：心之为言，任也，任于思也。《释名》云：心，纤也。所识纤纤，无

① 伝：飘移不停。

物不贯心也，则明以心为神明之脏。以功用证之，心主舒缩跳动，逼血运行周身，血与气合，融和通畅，则为人精神之所从出，反是则病。试观失血过多者，其人无不立时昏昧，彼其脑体不依然无恙乎？而何以精神之昏瞶一至于此也。故知以精神专属诸脑者，其说非也。精神病，洋医治脑，华医治心，而治心之效常胜，则以心为藏神之舍，脑仅为运神之机也。心主生血，血质最红，于象为火。血为人身最宝贵之物，而源出于心，故心得以君火称之。心之经气，与小肠合，其络脉互相绵贯，凡饮食之精液，由小肠各液管分流后，即会而入，上总回管，递入心右小房。或由小肠之微细血管分入肝内之后，会而入下总管，递入心右上房。此乃小肠受盛五谷，化生精汁，以上奉于心而为血也。观此而络心络小肠之义，不涣然冰释乎？

心主无形，代心君用事，属手厥阴经，有正络历膻中，遍历三焦。主长夏相火暑令，旺于夏。以三焦为腑，亦无形，属手少阳经，有正络历三焦络膻中。七情主喜，声主笑，液为汗。

吴黼堂曰：膻中，心外衣也。西洋医云：心周围有夹膜裹之，名曰心包。《难经》以心主与三焦俱为无形，义颇难通，候考。

熊叔陵曰：五脏以心为主。心君无为，寂然不动，其脏坚固，邪不能侵，侵之则神去而死。凡心之用，皆手厥阴心主代用事也。

又曰：心主即膻中宗气也，但有气而无形，专代心君用事，故名之为相火。考之《灵》《素》《难经》及仲景书，皆无此说。此因叔和《脉法》将三焦配入右尺，三焦本属相火，故遂错认右肾为相火耳。心主是本名，因心主无形可指，故《素问》借任脉之膻中穴，名之曰膻中，是从其外而名之也。《灵枢》借护心之脂膜，名之曰心包络，是从其内而名之也。二者皆是借名，非本名也。惟心主二字，乃是本名，因其代心君用事，为性情之主，故曰心主。

三焦亦有气无形，即卫气之间行于腑者也。扁鹊名为原气，乃肠胃中行津化液之气也。盖心主是宗气，《内经》所谓大气积于胸中，命曰气海者是也。凡肝之怒、肺之悲、肾之智、脾之思，皆秉此气为用。三焦是卫气，《内经》所谓卫出下焦，间行于六腑者是也。凡上焦之饮食主纳，中焦之主腐化，下焦之二便主出，皆秉此气为用。此二者皆有气而无形，马元台谓三焦有形如脂者，妄也。

脾藏意，属足太阴经，有正络入脾络胃。主四季湿土令，寄旺于四季。以胃为腑，属足阳明经，有正络入胃络脾。七情主忧思，声主歌，液为涎，五官口。

吴黼堂曰：脾位在左，旧说谓肝居左而脾居右，此误也。西洋医以脾为一无管核，功用不甚明，大率收聚往来余剩之血，以宽闲动脉而保护脏腑，此即《内经》脾统血之说也。而脾之藏意，于何见之？《丹经》云脾为黄婆，和合四脏，有和合之功能，而意在其中矣。《礼·大学疏》云：为情所意念者，谓之意。意，古与抑通。脉管内之血，或薄或过多，脾悉收纳之，以宽舒脉管，具有抑制之意，故曰脾藏意。太阴经气，络脾络胃，五脏六腑，皆以受气，以其有消化饮食之功用也。西说云脾主生白血轮，除紫棕体为白轮所寓外，有肌肉伸缩之质，皆为微血管所网结。其体能大能小，此伸缩之势，又与腹内胃肠相应。凡饮食后六点钟内皆涨溢，不再食则渐消，此则脾之络胃俱有消化物之关系，显然可据，非徒生甜肉汁入胃化谷也。观此可知我国诸医圣学说，不事剖割，而已极于至精至微之处矣。

肺藏魄，属手太阴经，有正络入肺络大肠。主秋金燥令，旺于秋。以大肠为腑，属手阳明经，有正络入大肠络肺。七情主悲，声主哭，液为涕，五官鼻。

吴黼堂曰：《礼祭义注》以耳目之聪明为魄，言其体即言其精也。关尹子有因魄生精之说，则所云魄者，非专指气而言，实兼指形而言。乃肺中精华之气，上为膏液，下为精血，即王勋臣《改错》所谓轻浮白沫，西医所谓“膈膜鼓荡，诸脏相随以应之，膜沫濡润以助之者”是也。肺有是魄气，生津液以敷布周身，而大肠之气即应之。故大肠之肛门亦名魄门，久下利者，魄陷则死，伤及肺气也。下利后重者，清肃其肺，后重即除。观仲景先师之用薤白，后贤郑钦安之用桑皮、地骨、甜杏、白蜜，显然可见。肺与大肠相隔至远，一属呼吸器，一属消化器，功用不同，而其关系于治病且若此，故为医者断不宜拘于形体之末也。唐容川谓肺与大肠交通之路，全在肺系膜油之中，由膜油以下达于大肠，其气自相灌注。此手太阴、手阳明互相体用之处，以其与络肺络大肠之说有合，故特表而出之。

肾藏精与智，左藏智，右藏精，属足少阴经，有正络入肾络膀胱。主冬水寒令，旺于冬。以膀胱为腑，属足太阳经，有正络入膀胱络肾。七情主恐惧，声主呻，液为精，五官耳。

吴黼堂曰：神生于精，精生于谷，是精者由饮食变化而出。凡人五味，入胃经融化后，即入血而运行遍体，由血管导精液齐入内肾，运行肾里，泌别杂质，由管末渗漉而入。渗有未尽，复由微丝管摄入众溺管，汇流而达溺囊，即出溺水总管，瀸滴而下，斜入膀胱，此即《内经》肾为水脏之旨，亦即本节少阴络肾络膀胱之说也。血入内肾，离心未久，肾脉管肌肉发力，不无些须杂质复[①]入血内。惟血经隔滤成溺，其藏于肾回管而将运往别处者，血甚鲜艳，与心左房之血所差不远，是乃所谓精也。《内经》明云：血之精粹者谓之精，是精即血，而非交媾时所泄之精也。学西医者未明此理，乃以肾藏精之训为非，可谓读书无识矣！精乃神智之所自生，故自古精神二字每浑合而言。考《白虎通》云：肾所以智何？肾者，水之精，智者进而止，无所疑惑。水亦进而不惑，故藏精者言其质，藏智者言其象也。肾精成而脑髓生，人之灵机记性皆在于脑，作强伎巧，孰大于是，必执精神在脑而死板解之，亦焉知脏腑之机能，固无在不寓其巧智也欤。

熊叔陵曰：肾有两枚，其左者为肾，右者为命门。男子以右肾藏精，女子以右肾系胞。此言出于《难经》，不见于《内经》，然《内经》谓冲脉为血海，循腹右系于肾。又谓男子二八，太冲脉盛，精始至；女子二七，太冲脉盛，月事以时下。又谓男子无月事，冲脉不泄，则上荣而生髭发[②]；女子有月事，冲脉下泄，则髭发不生。宦者损其冲脉，则须亦不生。观《难经》"男以藏精，女以系胞"之语，则右肾为命门者，即《内经》之冲脉循腹右下行，系于右肾，谓男女之天癸所以传生者也，犹曰此生生受命之门耳。则命门乃水也，非火也。后世沿叔和之谬，谓左肾为水，右肾为相火，已属大谬。李时珍反用此法诋毁《难经》，可知后世医家于内景脏象全然不识，而犹妄意著作，其书尚可信乎？或问子以命门为天癸，然则肾中无火矣，无火则肾中真阳又是何物也？曰肾中真阳即是卫气之根，《内经》谓卫出下焦，《难经》谓肾间动气，又谓生气之原者是也。此两肾皆有之，且膀胱亦有之，奈何专属之右肾耶？

《内经》曰：初生之来谓之精男女媾精，万物化生，即血所化之精也，两精相搏谓之神阴阳合而神明生，心藏神也，随神往来谓之魂神明动而知识生，肝藏魂也，并精出入谓之魄精血充而运动生，肺藏魄也。心有所忆谓之意脾主思，故藏意，虑善而动谓之智肾为伎巧之官，故藏智。此五脏之所藏，谓之五神，所谓性也。

凡五脏皆不可病，而心脏为最。然《内经》《难经》论病，多以五脏为言者，乃指五脏所主之病，非谓五脏为受病之地也。譬如怒为肝之所主，其受病之地，乃在卫气、宗气之上僭，《内经》所谓气有余善怒也。又如恐为肾之所主，其受病之地乃在卫气、宗气之下陷，《内经》所谓气不足善恐也。俗书

① 复：原作"付"。
② 髭发：生在嘴边的胡子。

不知从受病之气分施治，而辄从五脏用药则误矣。

五脏为藏神最密之所，而名为阴者，以其为阴经所属也。六腑为传受渣滓之所，而名为阳者，以其为阳经所属也。唯胆为清净之地，不受秽浊，而亦名腑者，亦以其为阳经所属也。《内经》谓脏腑皆取决于胆，故胆为决断之官。

论　脑

同安吴锡璜增补

夫居元首之内，贯腰脊之中，统领官骸，联络关节，为魂魄之窟宅，性命之枢机者，脑髓是也。阅西洋医剖割学，考验脑髓甚详，洵足补我国医学所未备，而以我国学说勘之，则内肾为脑之原，脊髓为脑之本，均系确有见地。西洋医就其实用处言之，我国旧学说则就其根本上言之也。

今试采中西诸说而折衷之。《经》曰人始生，先生精，精成而脑髓生。夫精者，血所化也，原于睾丸，藏于精宫，而连络于内肾，故《经》又谓肾为藏精之府。其曰精成而脑髓生者，谓肾中精粹之血成，而脑髓乃生也。金正希云：人之灵机记性，皆在于脑。小儿精少脑未满，老人精虚脑渐空，故记性皆少。脑原于肾，非明征乎？惟脑既原于肾，故脑之于肾，其为病亦相类。《经》曰：脑为髓之海，髓海有余则轻劲多力，不足则脑转耳鸣，胫酸眩冒，目无所见，色夭，屈伸不利是也。他如脑有黄水，为湿头痛；脑有血水，为热头痛。风涎入脑，为掉眩；邪气客脑，为湿毒癫狂；风痰升逆，脑筋迸裂，为中风暴死。脑之关系，殊属非轻。而我国医学鲜言脑者，缘古人以六脉配五脏，而知觉运动又以为皆心所主，故详脏略脑耳。岂知脑原于肾，而外候即与肾略同。肾水亏则脑缺所养，而左尺之脉亦虚，苟滋其肾水，则脑缺复满矣。肾火炽则脑热，而右尺之脉亦实，苟平其肾火，斯脑热亦消矣。推之，水停脑而尺脉壅，血侵脑而尺脉洪，风乘脑而尺脉弦，寒伏脑而尺脉紧，热蒸脑而尺脉数，风痰迷脑而尺脉模糊。四肢不收，语言蹇涩，在西医以为脑病，而刘河间从肾虚着手，中医仿用之，每每获效。能从内外证互参，按法治疗，验如桴鼓。所惜中医言脑未免太略，医生又无剖割之权力，虽有治验，乃历代名医从灵心妙悟而得之，非法之善者也。

西医剖髅验视，见人之脑质充牣[①]其中，大脑左右底分三叶，蒂连左右小

① 充牣：充满。

脑各一叶，递连脊髓，与脑同质，直贯颈骨七节，脊骨十二节，复至腰骨第二节，两肾中间，有白筋固结处而止。足见我国医者所谓肾气通于脑，与西说亦隐相符合也。常人脑髓共重三镑余，大脑生脑筋九对，分布头面五官，下及脏腑，又颈骨七节，旁生脑筋八对，分布颈项两手。脊骨十二节，旁生脑筋十二对，分布十二胁骨；腰骨五节，旁生脑筋五对；尾骶骨旁生脑筋六对，分布两脚。于是由大分小，细如丝麻，无处不有，以脑为一身之主，又为灵魂所用之机，共生脑筋四十对，分布周身，以司知觉运动，按图可索，洵非无据。第其书偏重乎脑，谓脊髓为脑之余，此则不无疑义。我华医则特重乎肾，谓脊髓为脑之本，穷源竟委，似较精确。盖凡物之生，莫不由下而达于上，易与天地准也，而圣人谓之逆数，此中确有至理。如建屋然，必须地基坚固而后墙宇可以设立。如树木然，必须根柢磐深而后枝叶乃能畅茂。陈修园治头眩晕，每曰欲荣其上，必灌其根。至言也！诚使脊髓为脑之余，则脑果发源于何处耶？岂至宝至重之脑，竟无发源之处，有是理耶？且脊髓既为脑之余，则脊髓或贯至颈骨，或贯至脊骨，半途而止矣，或贯至尾骶骨之尽处而后止矣，乃不止于颈骨之半途，亦不止于骶骨之末路，而适止于肾间白筋之处，可知脑髓生于肾也，如果木然。两肾象果核之开拆也，肾间白筋象树筋也，脊髓象树株也，肾以下之脑筋象小蘖分布下也，肾以上之脑筋象枝叶敷荣于上也。小脑、大脑者，象开花结实也。肾中有管窍以行水运液，如泥土培植于下也。脑旁派管之滋养，脑底水房之浸润，如雨露灌溉于上也。以物理证之，而谓内肾非脑之原，脊髓非脑之本，吾不信也。若夫权智士之脑，最重者五镑；度庸人之脑，最轻者一斤。妇脑较轻于男，兽脑各有差等。蜈蚣断而能动，脑长贯及一身；猩猩兽中最灵，脑重埒于蠢子。此虽无裨于疗治，而可为格物穷理之资，又博雅者所宜兼究也。

论脑髓体用以及中风关于脑髓之原因

同安吴锡璜增补

《医宗金鉴》云：脑者，头骨之髓也。《经》云：髓者，骨之充也。

《经》云：人始生，先生精，精成而脑髓生，诸髓者皆属于脑。脑者，髓之海也，藏而不泻，名曰奇恒之府。又曰五谷之精液和合而为膏者，内渗于骨空，补益脑髓。《本草纲目》云脑为元神之府。《寓意草》云脑之上为天门，身中万神集会之所。泥丸一宫，道家所谓上八景也。合诸说参之，筋骸动器也，精神智府也。知觉运动，由脑所司，我国医者早有此说。中风之人，脑血管迸裂，血冲入脑，则精神昏迷，肢节瘫痪，顷刻告毙者甚多，脑之关系，不极重乎？《医林改错》云食物所生，精液之清者，化而为脑，由脊骨上行入脑，名曰脑髓。盛脑髓者，名曰天灵盖。两耳通脑，所听之声归于脑。两目即脑汁所生，两目系如线，长于脑，所见之物归于脑。鼻通于脑，所闻香臭归于脑。看小儿初生时，脑未全，囟门软，目不灵动，耳不知听，鼻不知闻，舌不言。至周岁，脑渐生，囟门渐长，耳稍知听，目稍有灵动，鼻微知香臭，舌能言一二字。至三四岁，脑髓渐满，囟门长全，耳能听，目有灵动，鼻知香臭，言语成句。所以小儿无记性者，脑髓未满。高年无记性者，脑髓渐空。西洋医云：初生小儿无脑者死，脑少者痴。凡人自初生至二十岁时，脑髓年长，至二十四五长足之年，全脑约重三镑零。五十岁以后脑渐轻减。女人之脑约少男人数两。

剖脑之法，在额上半截展开其皮肉，后锯其骨，见脑充满头颅之内，全无虚隙。脑外有胞三层：首层即骨内衣，坚韧略厚，紧黏于骨；次层双胞膜中有温润，一边连近骨衣，一边反包其脑；第三层有薄膜，随其浅深盘曲之缝皆到。左右各有血脉管两支分布，此管由心而出，运血养脑。以全体之血计之，脑得七分之一，脑虽主使百体，还须赖多血养之，其管乃傍食喉、栱上骨缝而上，将近脑际，蜿蜒而入，故不冲激脑体。以此说证之，足见手少阴心血上通于脑，心肾为水火二脏，肾又为脑之发源所自始。故主体虽在脑，而养脑之原，实惟心肾也。脑分左、右二枚，胞膜间之，故左右不致相迫。两枚正中之下，有横纹筋丝相属，其下有水房，水房之中有薄膜，间分为二。反看脑底，则脑之左右皆有三叶，分前、中、后，而内实相连。

其脑筋之由脑内发出者，计共十二对：第一对入鼻，司闻香臭。第二对入眼球，司观万物。第三对运眼筋，为运动眼球者，以其筋丝散于眼内各肌肉也。除眼外二肌之外，凡眼内诸肌，皆由此筋散入。独眼外二肌，则一为第四对所管，一为第六对所司。其第四对者则散于上斜肌、第六对外直肌，故眼官之肌肉包大小共为三路脑筋所理。至第五对则甚大，且有二根，一司知觉，一司运动，此则司理面皮与牙较肌之脑筋也，名之曰三岔脑筋。以其筋分三路，除面皮、牙较二路外，更有一筋内有知觉者，入于舌，以司尝味。第七对名面脑筋，盖入面之肌，以司动者也。第八对名耳脑筋，此第七、第八两对，离脑之后，形只一对，不过半为体硬者，入面为面脑筋，半属质软者，入耳为耳脑筋而已。第九对名食管头脑筋，所司不止一事，盖半为司味之筋入于舌，半为司动者入于食管肌。其第十对司理胸膛各部者，名长脑筋，惟此与第十一两对，乃为脑府派于身者，故应视为特要。按此筋所至之处，乃声管肺肝胃与心也。第十一对名两段脑筋，与以上各对殊异，由枕部前后脑筋之中脊髓边处而起，向上而入脑脊根头，然后复由头颅与第九、第十两对相并而出。此筋入于颈膊各肌，只为司理运动之用，而胸膛之长脑筋又只司知觉，且第九、十、十一此三对，皆由脑相并而出，故有谓此三者为一对而列为第八对者。若是则末对应作第九对，而实号第十二对，名曰舌脑筋，入于舌肌，为司理舌官运动者也。

知觉运动，传信入脑，以醒发动用者，亦必根于脊，惟顺脊髓而下，由脊前根而出，然至脑脊根头之前略下处，则虽司动脑筋，亦不得顺流而下，盖必横过脊柱乃可耳。及其白浆，于此处亦见由左而横过于右，并由右而过于左。所谓横前柱者，即是处也。若是则于此柱之上，苟有所伤，则失其传信入肌之力，而凡肢体之在对边者皆瘫矣。是故右边大脑蒂受伤，则左边肢体瘫痪。然又有司动脑筋，发自脑本体在于脑脊筋头横柱之上，不由横柱经过而散于面肌，故瘫痪与伤同在一边，非伤左瘫右也。故苟损其面脑筋之左，则司动之力在筋头横柱之上者，则失于左。在根头横柱之下者，则瘫于右，此半身不遂之所由起也。

心气通脑，为脑脊筋头言之也。筋头受伤，则第十对胸膛脑筋不受用，而心部停绝，即有顷刻毙命之关焉。

论经络次序

此宗气领营血所行也，营行脉中。

经脉发源，在左乳旁下，以手按之有动脉者是也。《素问》名为胃之大络虚里穴，《灵枢》名为脾之大络大包穴。盖脉本营血，乃水谷所主，故以脾胃互称。此只一穴在左乳旁下，若右乳旁下则无有，不论男女，人人皆然。此等要紧之穴，《内经》言之甚清，验之此身亦甚明，乃诸家竟不知此为何事，可为浩叹虚里出浏液下三寸，大包在腹下六寸。

璜按：此动脉乃由心逼血，运行周身，心房跳动而然。古人著书，容有理想不到者，此类是也。

第一，手太阴肺经，从左房虚里穴上注肺，由左腋间走左手大指寸口脉即此，是从胸走手也正络入肺。

第二，手阳明大肠经，从寸口脉后斜分至腕臂反关脉即此，走上至头，是从手走头也正络入大肠。

第三，足阳明胃经，从头上接前脉，由胸前而下至足背，是从头走足也正络入胃。

第四，足太阴脾经，从足指接前脉，由膝而上至胸，注心中，是从足走胸也正络入脾。

第五，手少阴心经，从胸中接前脉，由濡间而至手小指，是从胸走手也正络入心。

第六，手太阳小肠经，从手小指外侧接前脉而上至头，是从手走头也正络入小肠。

第七，足太阳膀胱经，从头上接前脉，由背而下至足小指，是从头走足也正络入膀胱。

第八，跷脉男用阳跷，女用阴跷，从胫上接前脉，上至背俞，转从复冲下行于足正络无。

第九，足少阴肾经，从足心接前脉，由膝内而上至胸，是从足走胸也正络入肾。

第十，手厥阴心主经，从胸前接前脉，由臑而至手中指，是从胸走手也正络散入膻中。

第十一，手少阳三焦经，从手指背接前脉，由手腕外上至耳侧，是从手走头也正络历三焦。

第十二，足少阳胆经，从头上耳侧接前脉，由身之旁下至足，是从头走足也正络入胆。

第十三，足厥阴肝经，从足下接前脉，由膝而上至胸中，注于肺，是从足走胸也正络入肝。

以上诸脉，各有两条，先行于左者毕，然后再注肺，由右腋间走右手太阴经、手阳明经，以次至足厥阴经，亦如其左，不复烦缀，然后再交于督脉。

督脉从右足厥阴经上头而来，由头顶中间入颈，循脊中直下至尾骨，分两支入前阴，合交任脉此脉只一条，无正络。

任脉，从前阴接前督脉，由腹中间上胸，复注于肺，为周而复始此脉亦一条，正络无。

以上左右十二经、两跷、督、任，凡二十八脉，共长十六丈二尺，一息六寸，计二百一十息，即遍一度。凡人一日一度有一万三千五百息，则遍五十度也。凡营血随宗气行于脉中者，用此审次第详后营行。

论经络浅深

此卫气所行也，卫行脉外。

人身头与手足是一壳子，五脏六腑皆在壳子之内者也，十二经络皆在壳子之外者也。然此壳子又有浅深不同，今分列于后：

第一层为太阳所行之地，手太阳二，足太阳二，阳跷二，督脉一，凡七脉为卫气极盛之地。

第二层为阳明所行之地，手阳明二，足阳明二，凡四脉为卫气总汇之地。

第三层为少阳所行之地，手少阳二，足少阳二，凡四脉为卫气初出之地。

以上三层，皆名为表，少阳近里，为半表半里之界。

第四层为太阴所行之地，手太阴二，足太阴二，凡四脉为卫气初退之地。

第五层为少阴所行之地，手少阴二，足少阴二，凡四脉为卫气退藏之地任脉亦在此层，当云五脉。

第六层为厥阴所行之地，手厥阴二，足厥阴二，凡四脉为阴尽阳生之地过此则入脏矣。

以上三层，皆名为里。

凡卫行脉外者，用此察浅深，详后论卫气篇。知此则知偏枯之风，专在卫矣。

凡十二经脉各有支脉，通于脏腑者，名为络。凡风之入脏者由此。

凡十二经脉，其阴经、阳经相交接处，名为交经别络如手太阴交手阳明，足阳明交足太阴之类。其阳经交阳经者在头，阴经交阴经在腹，则无别络。

凡十二经脉，各有小脉从气穴旁出者，名为孙络又名小络，又名血络，共有三百六十五气穴，即有三百六十五孙络，其病最轻。

论奇经八脉

阳维，即手三阳、足三阳诸气穴旁出之孙络也。

阴维，即手三阴、足三阴诸气穴旁出之孙络也。

阳跷，即足太阳之别支通少阴者也。男子脉度，以阳跷为经，阴跷为络。

阴跷，即足少阴之别支通太阳者也。女子脉度，以阴跷为经，阳跷为络。

督脉，即背脊当中一条督脉之孙络。任脉，即胸前当中一条任脉之孙络。

以上六者，共有三百六十五气穴，此皆旁出孙络，不入营行之度。

冲脉为血海，循腹右下行，与右肾相通。男子以之藏精，女子以之系胞。胞即子宫，为月事所从出，即天癸也。《难经》谓右肾为命门，即此冲行腹右，与左乳虚里穴相对。盖人身血液分为两途：其从左乳下随宗气动，而行于十二经脉之中者，名为营血，所以荫形而生肌者也；其从腹右下注冲脉，通于右肾者，名为天癸，所以种子传生者也。营血从左乳下发源，行于脉中，故左乳房下有动气应手；冲血从腹右下注于右肾胞中，其血本静，故右乳旁下并无动气。此左右之所以不同也。营血养身，故不可伤，伤之则死。冲血传生，原有可泄，故阉宦者流，虽伤冲血亦不死。此营血为病所以独重，而冲血为病所以较轻也。

吴鞠堂曰：人身血脉，有大动脉、大静脉二种。此节言营血从左乳下行于脉中，即大动脉也。言冲血从腹右下注，其血本静，即大静脉也。人之血流行于经络之中，动静互根，循环不绝，经脉满则注于络脉，络脉满则注于孙络。西洋医谓之"先充大脉，次及微脉，又其次乃及回管"，与经脉、络脉、孙络诸说，若合符节。故其在左乳下起落跳动者，心逼血喷射之力也。其冲血并不拥动者，血由微管入静脉，歧路既多，分行愈慢，是以无拥动之势也。历来论奇经八脉者，无如此书之明了切实，故于其未尽之旨，特言此以补之。

以上二者，皆不入营行之度，与诸经孙络相似，故亦列于奇经。

凡此八者，皆血之积而不流者也，《内经》名为奇邪血络，《难经》则名为奇经。盖血之行于脉中者，如川河之流；血之溢于孙络者，如湖海之会。古人用此以审病耳。譬如阳维之血溢于上，则为鼻衄、齿衄之类；阴维之血溢于下，则为圊血①、淋血②之类；两维同病，则为吐血、呕血之类。其孙络上贯于膈也，冲带为病，则为崩漏、带下之类。《内经》《难经》分晰甚明，李时珍辈乃谓另有八脉，考之古经既不合，证之此身亦不确，又假此为修真③之说，无识者流，莫不被其诳惑，往往因修炼而成痨瘵，生平所见亦多矣，故详辨之。

以上诸条，皆形体实义也。凡病惟络病最轻，经病稍重，腑病又重，脏病最重。此审病轻重之大法。

形体实义既明，然后附于形体之气血阴阳，始可得而知之矣。有宗气、有营气、有卫气，另详于下。

---

① 圊血：大便出血。

② 淋血：小便急迫短数，涩痛带血。

③ 修真：道教谓学道修行为修真。

论养生之气

闽吴锡璜删订

中风之病因在血，而古人名之曰中风。《庄子》云大块噫气，其名为风。是风即气也，病风即病气，则养生之气宜急讲矣。养生之气有二：一曰呼吸天气，人在天地气交之中，如鱼之在水也。鱼在水中而不见水，人在气中亦不见气。试观平人扼吭[①]则绝，无天气也。试观暴绝，人气回则苏，通天气也。天气无形而至刚，故古之圣人有服气却谷[②]之法，天气至清，全凭呼吸为吐纳，其呼吸之枢，则以肺为主，《内经》所谓天气通于肺也。天气有春温、夏热、秋燥、冬寒及四季湿土不同，得其平则能养人，失其平则病，《内经》所谓天食人以五气是也，一曰饮食地气即胃所受之水谷也。试观平人绝谷则饥，试观尫瘠人美食则肥，则地气之养人可知矣。地气养人，有形而至柔，故形体丰肥者，其气反弱。地气至浊，全凭喉舌为出入，其饮食之权，则以胃为主。《内经》所谓地气通于嗌[③]也。地气有三：食谷者智人，为万物之灵也；食肉者勇，鹰、虎之属也；食草者力，牛、马之属也。又有五味：属木者酸，属火者苦，属金者辛，属水者咸，属土者甘，《内经》所谓地食人以五味是也。凡婴儿在胎中，亦有天气地气为养，盖其呼吸饮食皆资于母也。地气有形，故医书多言之，若天气无形，医家多不知为何物，故诸书皆置而不言，无怪医术之多陋也。

论宗气

宗气者，乃呼吸天气所生，其所居在胸膈之间。《内经》曰：宗气出于上焦。又曰：呼则气出，吸则气入，其大气之抟而不行者，积于胸中，名曰气海是也。凡人身之力，惟胸膈间最大，此即宗气也。凡头背手足之力，皆取络于胸膈，此气又名膻中，又名心包络，即心主也。心主开合，肺主呼吸，互为体用，而宗气即流行其中。《内经》谓心之合在血脉，正指宗气代心君用事，与营血俱行脉中耳。其领营血行于脉中也，即从左乳旁下虚里穴起，以次行

---

① 吭：喉咙。

② 服气却谷：为道家修炼方法之一。即不食谷物，通过吸气、咽气等进行的练功方法。

③ 嗌：咽喉。

于各经。虚里穴即心房之开合处，心气通脑，故血管之供养脑髓者，必由脑血衣以润付于脑之内。此脑髓与营血之关系也，而血必赖宗气之推荡运行，故知心肺能运血以养脑也。

论营气

营气，即营血也。血不自行，必赖气以行，即宗气领率之也，故称之曰营气。此饮食地气所生，乃水谷之精液，故《内经》曰水谷入胃，清者为营血。又曰水谷入胃，游溢精气，上输于脾，脾为胃行，其津液乃化为血，以奉生身。又曰营气出于中焦。中焦即腐化水谷之地也。中焦生血，化为两途：其从腹右注于冲脉者为血海，其血静而不动，即天癸也；其从腹左乳下随宗气走于二十八脉者，为营血，此则动而不止者也。营血行度，左右交通，是以凡病之在营分者，病左必及于右，病右必及于左，断不能左右各分也。其由脑髓筋头损伤者，乃伤左瘫左，伤右痪右耳。观上半身不遂之原因，可知其由。

论卫气

卫气，又名人气，以其纲维群动，为知觉运动之主也。又名阳气，以其温养一身也。合而凝之，则为卫阳，此受命养生之主也，乃合呼吸天气与饮食地气所生。天气无形而至刚，卫气兼之，故其性慓悍。《内经》又名之曰悍气，与营血专资地气，其性精专者，判然不同。《内经》曰饮食入胃，浊者为卫。浊字，正言其慓悍耳。因其慓悍，故不能行于脉中，而必行于脉外，此卫阳所以不同于营阴也。

西医以脑为知觉、运动之主，而此以为卫气所主，于何证之？盖人之生也，气固则精神长养，肤革充盈，百为舒泰。气尽则死，虽有筋骸，脑体皆虚器，故曰卫气所主也。卫气有体有用：所谓体者，卫气之根也。其根在肾，《内经》谓卫气出于下焦，常从少阴之分，间行于脏腑者是也。《难经》称为肾间动气，后世称为丹田真阳，即此卫气无形，必有所附而始留。下焦乃脂膏最多之地，卫阳即附于脂膏中，故曰卫气出于下焦。譬如灯附于油，则长明不息也，故后人又指为水中之火。不独人也，凡物之膏皆可燃火，则凡有生之物，莫不有阳气附于膏中矣。所谓用者，卫气之枝叶也，其义繁多，另详于下。

其一曰间行于五脏则五神生，从下焦而合于上焦，宗气应于心，则生神而为喜笑；应于肺，则生魄而为悲哭；应于肝，则生魂而为怒呼；应于肾，则生智而为恐呻；应于脾，则生意而为思歌。总名之曰慧也。

璜按：西医以脑为神经，则喜怒忧悲恐，皆神经所主也。然气应于心则生神，立说殊为精粹。夫心主血主神，试观吐血过多者，精神立即昏晕，以血亡而气随之也。彼其脑不居然无恙哉？何以血一脱，而知觉运动立时昏废，故知卫气、营血皆人所赖，以知觉运动也。大块[①]为一元所鼓荡，而地脉磅礴无涯，铁路为大气所驱策，而支干飞行甚速，气为之也。故人若元气一离，纵有神经，皆死物耳。故人身惟心与肺为尤重，以其一主气，一主血也。西国医学言气殊少，所以说理不如中国之精。

其一曰间行于六腑则水谷化，从下焦而上，合于阳气，应于胃则主纳，应于胆则主决，应于小肠则主传送，应于膀胱则主渗利。总而名之，则曰三焦，所以行津化液也。凡大小二便之开合，皆三焦卫气之所司，《难经》谓之原气。

璜按：此节以行津化液，谓之原气，立说最精，在人身亦最有实用。以气即是水也，元气充周布护而津液无处不到，精神随以发生，周身之功用，亦因之各奏其能。故人之有生，必以阳气为主也。惟胆主决之说，虽本《内经》，究与西说难合。胆汁主入胃化谷，确凿可证，此则从西说为长。

其一曰出入于经络则寤寐分。方其出也，从肾脏行于少阴之分，由太阳、阳跷上注于目，则目张而寤矣。然后行于阳经，而五官为之用，以阳经皆上于脑，藉脑为主使，因之以行于手经而手为之用，以行足经而足为之用，间行于脏而慧生，间行于腑而饮食入，此卫气之出而为寤也。两边齐出，且一时分驰者也。方其入也，从太阳、阳跷而下走阴跷，由少阴之分而注于肾，则目合而寐矣。故寐者，无五官之用，不在诸阳经也。无手足之用，不在手足诸经也。无饮食之需，不间行于腑也。唯从肾注心，从心注肺，从肺注肝，从肝注脾，从脾注肾，循环而已。然虽内注于五脏，而在外之经脉不为用，则不能丽[②]于实而生慧，但游于虚而为梦。凡人夜之所梦，多属昼之所为者，卫气之所习也。其呓语者亦然，此卫气之入而为寐也，亦两边齐入，且一时并收者也。若卫气欲入于阴而寐，而勉强持之，使出而为寤，则必呵欠。《内经》谓阳引而上，阴引而下，阴阳相引故欠者是也。

其一曰卫气有浅深。卫行脉外，《内经》所谓卫外而为固者也。《难经》

---

① 大块：宇宙天地。

② 丽：附着。

名为守邪之神，然有浅深之别焉，其法分躯壳为六层：外一层为太阳，次阳明，三少阳，四太阴，五少阴，六厥阴。寅、卯、辰三时行三层少阳，巳、午、未三时行一层太阳，申、酉、戌三时行二层阳明，亥、子、丑三时行四层太阴，子、丑、寅三时行五层少阴，丑、寅、卯三时行六层厥阴，故太阳卫气最盛，少阳为初进，阳明为初退，若三阴则敛藏矣。夫同此卫气，既有寤寐开合，又有行度浅深，何也？《素问・生气通天论》曰：阳气者，若天之有日，故天常以日光明。可见寤寐者，譬犹日行南陆为夏，行北陆为冬也；浅深譬犹日出为晨，日中为午，日入为昏也。《内经》又有一刻少阳，二刻太阳，三刻阳明，四刻三阴之法，则推求更密矣。盖卫气慓悍，行度迅急，故大开合之中复有小开合，《内经》比之于日，诚不诬矣。

其一曰卫分行左右。卫气行度，但有寤寐浅深之法，并无左右交通之法。其出而为寤也，则两边齐出，故两目亦齐开；其入而为寐也，亦两边齐入，故两目亦齐合。其出也，一时分驰，故手足、五官之动亦无先后；其入也，一时并收，故手足、五官之静亦无先后。其浅深也亦然，可见卫气是左右分布矣。是以病之在卫分者，病右则不及于左，病左则不及于右。仲师云风则伤卫，即是指此。此中风所以独有偏枯之症也。李东垣不识此中至理，乃分左为血，右为气，然则人身有病左不关气，病右不关血者乎？况治风理血，血行风灭，明明病在风则病在血也。风乃阳气而行于卫，卫气慓悍，随左右受病上冲，脑髓迸裂，脑筋而偏枯之症作矣。此我国以中风命名之所自来也。风即为气，气即为风，其原一耳。西医剖视，仅知为脑出血，而我国用疏风之品及润血熄风之剂，每多获效。试问此突然脑筋出血，突然卒倒无知，何病使然乎？夫亦可悟卫气慓悍之害人最速矣。

论脉诀

脉者，血脉也。肺主呼吸，心主行血而脉出焉。人身之有动脉，气血为之也。气血在人身，无处不到，分布脏腑，灌溉百骸，故脉有时而可以诊周身之病。心肺居最高之位，为周身气血所从出，心房随肺呼吸以为开合，而周身脉络应之，在吾人握最重要之部分。我国医学于脉法精微最有阐发，盖为此也。

后世知斥高阳生之讹诀，而不知辨王叔和之《脉经》，总由不读《灵》《素》之过也。《灵》《素》谓人迎为颈脉，即结喉两边之人迎穴也，叔和则指为左手脉名。《难经》谓阳得寸内九分，阴得尺中一寸，并无关脉地步，叔和则强分三段，又将奇经八脉概附两手，分为九道。种种虚诞，真堪捧腹。至分左寸[1]为心、小肠，左关肝、胆，左尺肾、膀胱，右寸肺、大肠，右关脾、胃，右尺命门、三焦，其法并不见于《灵》《素》《难经》，即后之仲师书中，亦无有也。后世又有各自为法，颠倒安置者。吁！五脏六腑本生成之物，可以任人提挈，视如傀儡乎？今试诘之曰：仲师谓尺寸俱紧者，名曰伤寒。若以此部位论之，则是五脏六腑皆病，何以止言曰太阳病耶？吾知其必无应矣。然则诸家脉法皆欺人之语，不足信也。惟《灵》《素》《难经》、仲景之脉乃古圣所贻，各有至理，且其法相同，谨摘其要如下。

一曰经脉诊法，即手足阴阳十二经也。外病必先起于经脉，内病亦必发现于经脉，故为诊病第一要法。经脉有三阳，可以审卫气，以卫气盛于阳经也。经脉有三阴，可以察营血，以营血盛于阴经也。《内经》取结喉旁人迎穴为阳明脉，以候三阳经及卫气，取两手寸口又名气口，为太阴脉，以候三阴经及营血。其法：人迎盛于气口一倍，为少阳病；二倍，为阳明病；三倍，为太阳病。气口盛于人迎一倍，为少阴病；二倍，为厥阴病；三倍，为太阴病。《难经》则括其法于两手尺寸中，以寸候三阳，尺候三阴，关为阴阳之界。其尺寸相较法，亦如《内经》，以人迎气口相较也。仲师之法与《难经》同。

一曰脏气诊法，分浅深为五层。第一层极浮者为肺，《内经》谓皮毛为肺之合，又谓脏真高于肺。《难经》谓三菽之重，仲师同。第二层略浮者为心。《内经》谓血为心之合，又谓心藏血脉之气。《难经》谓六菽之重，仲师同。第三层浮沉之中者为脾。《内经》谓肉为脾之合，又谓脾藏肌肉之气。《难经》谓九菽之重，仲师同。第四层略沉者为肝。《内经》谓筋为肝之合，又谓肝藏筋膜之气。《难经》谓十二菽之重，仲师同。第五层极沉者为肾。《内经》谓骨为肾之合，又谓肾藏骨髓之气。《难经》谓按之至骨，仲师同。

凡此五者，以见阳脉为腑病，见阴脉为脏病，如三菽见洪为大肠，见细为肺，余可类推。又以轻者为腑病，甚者为脏病，如三菽略涩为大肠，涩甚为肺，余可类推。

凡此五者，各有主脉，肺涩、心洪、脾缓、肝弦、肾石也。如三菽见洪，为心火刑金，余可类推。

以上二法，平人则不见，惟病人乃见之。如病在经脉，则寸尺之诊必变于常；如病在脏腑，则菽数之诊必变于常。随其所变见而断其病，十不失一。

一曰平脉、败脉诊法。平脉者，春微弦、夏微洪、秋微毛、冬微石。四时

---

[1] 寸：原作“手”。

旺脉，皆有和缓胃气，故曰微此微字，寓和缓之意，勿认为弱。败脉者，春但弦、夏但洪、秋但毛、冬但石。四时旺脉，皆无和缓胃气，故曰但也但字勿认为强。

脉本营血，随宗气而动，宗气即呼吸天气所生，天气有春温、夏热、秋燥、冬寒之递嬗。宗气应之，亦有春弦、夏洪、秋毛、冬石之递嬗。若营血乃饮食地气所生，其性精专，有常而不变，与宗气相融，故反泯其迹，而为微弦、微洪、微毛、微石，故曰胃气也。若无胃气，则无营血相随，脉中仅止宗气独行，但见弦、洪、毛、石而已，故曰败脉也。凡见败脉者，谓无胃气，虽不病亦不可救，是名真脏脉。凡脉有胃气者，虽极危之病，亦有可生。故曰此人病脉不病者生，脉病人不病者死，即此义也。此法断病，百不失一，惟伤寒初起则不可用①，以伤寒初起，必见邪盛之脉，则审胃气之法，更当细辨。若伤寒十日以后，亦可用此法定断。

一曰脉体诊法。其法有三：

一是呼吸数诊法：一息四至为平，五六至为数，二三至为迟，数极为散，数时一至为促，迟时一至为结，止有定数曰代。

一是手指轻重诊法：轻取曰浮，重取曰沉，浮沉皆有中独取无曰芤，浮沉皆无中独取有曰牢，浮无沉有曰伏，浮有沉无曰革，有力曰实，无力曰濡。

一是脉动形状诊法：流利曰滑，凝滞曰涩②，大曰洪，小曰细，过指曰长，不及曰短，劲疾曰紧，从容曰缓，端直曰弦，厥厥而摇曰动。

以上凡二十四脉，精而熟之，可以该诸书诊法。但其断法甚多，难于详载，故仅录其脉名。

以上皆详《灵》《素》、仲师脏象及诊脉审病之法。若夫病之所由起，或从外因，或从内因，但取切中于中风者详于后。

吴鞠堂曰：脉法精微，以候心为最切实有据，亦可取候他脏腑者，以血由心迸迫而出，行于周身，无处不到也。余有《中西脉法》颇切实，欲审其详，宜参考之。

论病因

病有外因，如六气之风、寒、暑、湿、燥、热，八方之湿、热、燥、寒是也。有

---

① 此法断病，百不失一，惟伤寒初起则不可用：杭州《三三医书》刊本无此十七字，疑为衍文。

② 凝滞曰涩：原缺，据熊笏《中风论》原文补。

内因，如饮食饥饱、喜怒哀乐、爱恶欲是也。凡此者，皆各有所及之经。有某经之脉象如寸主阳经，尺主阴经之类，即有某经之见证如三阳有头痛，三阴有腹痛之类，且各有所应之脏。有某经之脉象心病则六菽脉洪，肝病则十二菽脉弦之类，即有某脏之见症心病多笑，肝病多怒之类，此皆确有几兆[①]，无难洞见者也。但久病者，邪正俱衰，则见症与脉象多不如初起之明白清楚，然其大要则固可知也。如见症虽不似初起，总必有一二未除，脉象虽与初起不同，而其可愈不可愈，总必有胃气可据脉以和缓为胃气。此从古圣贤相传要诀，历试不爽者也。病之多门，不及详论，今专以风门论之。

论中风

风为八邪之长，夫人而知之矣。至于伤寒之中风，与偏枯之中风，其所以判然不同之故，则自晋迄今千百余年，竟无一人道及，可见历来诸家多愦愦[②]也，殊不知出自《灵》《素》，特未许浅见窥及耳。夫伤寒之中风，乃六气之风，详在《素问·五运行大论篇》。此系四时天气与空气相召宗气即呼吸天气所生，领营血行于脉中者也。其感于人也，必入营中，故初起必有恶风、发热等症，且营血本左右递注，故病则左右俱病，断无偏枯之症。偏枯之中风，乃八方之风，详见《灵枢·黄帝与岐伯论八风篇》中。此是四方贼风与卫气相袭，其入于人也，但在一隅，而不及营血，故起首无恶风、发热等症。且卫气本左右分布，两边各出，故病左者不及右，病右者不及左，此所以有偏枯之症也。知此则风之源头清矣，再类就八方风论之。

吴黼堂曰：偏枯在左者，左边之脑筋迸裂；在右者，右边之脑筋迸裂。其源由血热者多，我国古圣名为中风，以热盛则生风也。

论八风

其法分东、西、南、北为四正，又分东南、西南、东北、西北为四维，合计为八风。各有主气：南风热，东风温，西风燥，北风寒，东南风温而热，西南风燥而热，东北风寒而温，西北风寒而燥，此其平也。太过者，则贼风矣。贼风轻，其中于人也亦轻；贼风重，其中于人也亦重。乘卫气之隙而袭人之也贼

---

① 几兆：预兆。

② 愦愦：昏庸、糊涂。

风，又名邪风。八方之温热寒燥，只以东西南北辨之，不论四时皆有，与六气之春温、夏热、秋燥、冬寒，各主一时者不同也。

卫气温养形体，《内经》所谓卫外而为固，《难经》所谓守邪之神也。卫气固密，则百邪不能侵，若少有罅隙，则邪即袭之矣。其隙在头则中于面，但为口眼㖞斜而已，其手足固无恙也；其隙在手经，则中于臂，但为腕臂不举而已，其头足固无恙也；其隙在足经，则中于髀枢，但为步履迟重而已，其头手固无恙也；其隙在左，则中左而右无恙；其隙在右，则中右而左无恙。中足少阴，则舌枯而语言蹇涩少阴主脉，上萦舌本；中手厥阴，则神倦而多健忘手厥阴心主，本代心君行事也；中手少阳，则三焦不利而多噫气，且大便不行；中足太阳，则膀胱不清而多溲浊，甚至小便癃闭而不能出，以膀胱气化全凭卫气渗利，卫气为邪风所袭，不能渗利，故癃闭也。种种诸症，难以枚举，总各视其隙之所在耳。《内经》曰：邪之所凑，其正必虚[①]。以比斫材，木坚者不入，脆者皮弛，正谓此也。是以此症多发[②]于中年以后之人，以其卫气不无少衰也。若少壮之人，则百中无一，以其卫气正盛也。后人不明卫气之义，乃有左血右气之说，失之远矣。又有谓血虚生内风者，亦不甚切，殊不知内风之生，乃卫气之虚而有隙，如谷虚则生风耳，非血虚也。虚则有隙，而邪风入之，故曰内风感召外风也。卫气出于下焦，为生风之根，即《内经》所谓肾间动气也。其开合痞寐出入间，皆以足少阴经为门户，少阴即肾之经脉也。其经有两条，左右各一，故卫气之行于躯壳、行于脏腑者，亦左右分布。凡人之始，初结胎时，其形如两甲，即两肾也，而卫气寓焉，故其开合痞寐出入间，行亦必左右分布。此内景之确而可信者，特粗工不能识耳。动气之根，即是肾气，然必曰肾间动气者，以其为知觉运动之主，故加一动字以称之。若两边卫气平均，则知觉运动自然爽健精明。若一边卫气无病，一边卫气有病，则知觉运动必不能如平日之爽健精明矣。语云众擎易举，独力难胜，可以为譬。

风中于左，则病在左；中于右，则病在右。独口角之㖞斜则不然，中左者，口必㖞右；中右者，口必㖞左。所以然者，中左则左边卫气不用，而经脉弛缓不收，右边卫气独用，而经脉牵引拘急，故必㖞右。其中右者仿此。

---

① 其正必虚：《素问·评热论》作“其气必虚”。

② 发：原缺，据熊笏《中风论》补。

论轻重

两边齐中，左右俱不仁者最重，不能运动，不知痛痒者，名为不仁，此即仲师所谓卒病。或左或右，但中一边者稍轻，此即仲师所谓偏枯也。此二者，皆病之大经者也。若中风入脏，则不可救矣。或但口眼㖞斜，或但臂不举，或但足不用，或但舌喑不能言，或但麻木有定处。此五者，皆病之在孙络者。若久而不治，亦能渐入大经矣。故在脏者极重，其生死只在二三日间；在大经者稍轻，往往连年累月始可渐愈。在孙络最轻，有不药而亦能自愈者。

以上从病之所在论轻重也左右二十八脉名为大经，三百六十五穴名为孙络。

人身卫气，应于五神，则为知觉；温于四体，则为运动。原是左右齐应，两边合用，故能使耳目聪明，心思精详，手足便利。若风邪伤卫，有一处不相应，即有一边不为用，则知觉运动皆为之迟钝矣。所谓“一马不行，百马休也”。所以中风之后，往往多滞钝之病，虽平生极性急爽利之人，亦变而为迂柔宽缓。盖心欲前而身不与之俱前，以志不能率气，气不能率形也。是以知觉多错乱迷忘，运动多艰难迟钝。此皆论病后邪风已衰，卫气未复原也。当夫初起之时，则全视邪风之微甚，以定病情之轻重。其邪风之甚者，昏不知人，即邪风之微者，亦昏不知人。其风中一边者，昏不知人，即风中小络者，亦昏不知人，以卫气猝为邪风所袭，不能自主也。一二日后或七八日后，邪风少衰，卫气之已伤于左者，虽未能遽复，其未伤于右者，则必运动而人事始渐清醒矣。再数日后或一二月后，未伤之卫气，必渐溉及已伤之卫气，于是偏枯者亦渐渐灵活矣。若治之得法，则未伤之卫气，既可渐溉相助，而已伤之卫气又可逐日生发，如是则两边均平，而知觉运动依然复旧矣。其辨轻重之法，初起昏不知人，痰鸣气促，一日之后即能平静清醒。此受邪极微，病之最轻者也。或一二日后，始能平静清醒。此受邪略甚，病之稍重者也。或七八日后，或十余日后，始能平静清醒，此受邪较甚，病之重大者也。或仍不能平静清醒而反息高鸣喘者，此受邪最重，直入于脏，正气尽去，病之不可救者也。

以上从邪风之微甚，诊轻重者也。

吴黼堂曰：此症以血入中脑及心体有病者，死期较速。心体有病，即入脏也。尝见有初起即痰声漉漉，脑筋牵引，眼吊发痉，口角时常抽转，脉洪而数，一二点钟即死者。并有初起即昏晕倒地，头大痛，小便自泄，食物吐出，二三点钟即死者。由血流入脑里，心房开合将停止之故。法在不治，医者遇此，实无可措手，乃中风病之最重者也。璜曾诊数人，皆不待服药而毙。此篇并不言及，特为揭出，以告医者。

论寒热

偏枯之风，以四方之地，定八风之寒热；伤寒之风，以四时之序，分六气之寒热者，绝然不同。盖八风之寒热，不拘四时皆有也。夫八方之风，其几兆微渺，非神圣不能察识。如《黄帝明堂》一篇，后来诸家，俱茫然不知其所指，又安能察识八风哉？吾辈虽不能审之于未形，未尝不可辨之于已著，则当据初起之症为断。

如风之变乎常者：从东来，则面必青，舌必紫，甚者舌卷囊缩，筋必惕惕者，动也，俗言肉跳，目珠多斜转。从南来，则面必赤，舌必焦，甚者生芒刺，肌必热，目之白珠必有红处。从西来，则面必白，舌必燥，甚者如白霜、积粉，皮必粟起谓毛发竖立也，目珠多上视翻白。从北来，则面必紫，舌必黑，甚者裂缝，息必鼾如寤寐者呼吸有声，俗言寒睡也，目之白珠必有黑处。从中央来此四维合并者也，则面必黄，舌必黄黑，甚者多涎垢，肌必潮湿黏手，目之白珠必黄。其东南、西南、东北、西北来者，各以其方之法为断。

以上诸症，但见一二症便是，不必悉具。此皆从所受之风而定其寒热也。

吴鞠堂曰：风为阳邪，故此症热病为多。八方之说，似不必拘。

论证候

初起时所必有者，凡七症。或有或无者，凡十七症。

初起猝发，必昏不知人，必有痰涎壅盛。痰涎，即人身津液，本随卫气布一身者也。风伤卫，则不能行津布液，于是津液皆随宗气迸居膈中，与呼吸之气相上下，故壅于喉间也。凡风之寒者有之此宜温，即风之热者亦有之此宜凉。俗医多用热药开痰者，非也。笏尝治此症，投以大凉剂立开。

吴鞠堂曰：璜遇此症，审其脉弦实者，投以凉剂良验。俗医每以中痰之说印脑髓中，真不达病情之甚者也，读此则可知痰之来源矣。

必有皮肤发亮。八风虽有寒热之不同，然总为阳邪而动，卫阳、两阳两合，故发亮。

必有短气。卫气不能行津布液，则津液皆聚膈中，而宗气之呼吸为之不利，故短气。

必有自汗。风为阳邪，不闭腠理，故自汗。汗即卫气所布之液也，风邪伤卫，不能约束皮毛，汗孔空，故汗自出亦有无汗者，热甚也。

必有半身不动详论八风。

必有体重。两边卫气皆用则身轻，有一边不用则身重。

以上七症，初起时所必有者也。若无以上诸症，则非中风矣。

或语言蹇涩，或喑不能言。少阴为卫气出入门户，其脉上贯膈络会厌穴此发声之地，如笙之有簧也，萦于舌本，卫为风所伤，重则喑不能言，轻则蹇涩。

璜按：此因脑筋受病，故蹇涩也。

或大便自遗，或大便燥结。卫气间行于腑者，为三焦原气。伤重则不能约束，故自遗。伤轻则不能传送，故闭结。尝见有仅闭一二日，而大便干燥如石者，此热胜也。有闭至二十余日而仍溏者，此湿胜也。

或小便遗溺，或小便癃闭。卫气唯下焦为盛，其间行于腑者为三焦，然必先从膀胱起，故《内经》以三焦与膀胱并称。膀胱为水府，凡三焦水液之注入膀胱，全凭下焦卫气蒸渗而入上窍，至渗入既多，乃从小便而出。若风伤卫，则卫外之卫气即行于经络者皆迸入膀胱。渗利太过，则为遗溺；不能渗利，则为癃闭。俗书谓遗溺为肾绝者，非也，尝见有遗溺而仍愈者矣。凡小便中久澄之而如膏如粉者，乃下焦有热，蒸炼水液，有如煎膏者然。故初出甚清澄，久则稠。盖初出尚热，如膏之热则不凝也。澄久则冷，如膏之冷则必凉也。不可认此为虚寒小孩小便初出清澄，久变色如白浆，亦此义。以小孩纯阳，下焦多热也。俗书指为寒，则误矣。

或阳事暴举。卫出下焦，即肾间动气。卫之在外者，虽为风伤，而在下焦者，反郁闭不泄，故暴举。尝见有中风偏枯之后，反连生数子者矣。然其偏枯犹不愈者，以卫气不能行于表也。

或阳事痿弱。此因在外卫阳已伤，挹取其下焦卫气外泄，则肾间动气不强，然其偏枯转易愈者。昔一友患此，竟不药而偏枯愈。愈后半年，阳事复强。可知此症当缓，以俟其生发，不可用热药损筋。

吴曰：至理名言，医者切记。

或心悸善忘。悸，即怔忡[①]也。卫不行津，则津停为水，水停胸下，则令人悸详《内经》。

或智虑多疑。卫阳伤则不能取决，其神不足故也。

或嗳气不食。此非不食，乃腹中不甚饥耳。卫伤一边，则三焦气化不速，不能消水谷也。

或消谷善饥。此惟风淫于内者有之，《内经》所谓风能消谷也。昔一友患此，治以咸寒之药，一日而偏枯㖞僻皆愈。

或心烦不寐。卫气浮于外，与风相合，不得行于阴，则目为之不瞑详《内经》。

或贪眠嗜卧。此惟风入少阴者有之，仲师曰少阴之为病，但欲寐。

或呵欠不止。一边已伤之卫气不行于阳，但欲入于阴；一边未伤之卫气能行于阳，阳引而上，阴引而下，阴阳相引。故呵欠。此症最多。

或头痛如箍。此邪风盛于三阳阳经也。三阳之脉皆上行于头，风性上僭，故头痛。

吴曰：脑积血则痛，且大痛，而医者不知，无不误治。

或背反如折。此邪风盛于太阳、督脉、阳跷也。此三脉行于背，风邪入之则三脉皆急。背反者，身往后，仰面语，所谓角弓反张也。《内经》名为痉，其症兼有目直视、头摇、手足搐搦即抽掣，中风之搐搦，只一边动。此症较重，乃风邪兼入营分，故兼见此症。专在卫分者，无此症也。

以上十七症，初起时或有或无者也。

凡所必有之症，乃偏枯中风之本症，无此则非矣。其有或无之症，乃因其人受邪有轻重，经络有虚实，人之形体起居不同，故病情亦有不同也。此皆从其初起而言之耳。若夫缠延日久，则人情百变，病情亦百变，虽大禹神圣，亦不能铸鼎象物、穷尽怪相也。然可愈、不可愈，尚可以约略言之，今并附数则于下。

一偏枯日久，以致骨节之间、肌肤之内渐生痰涎，外见浮肿者，难愈。人身生气寄于津液，亦犹天地生气寄于水也。凡天下之无形而有形者，皆水也，《易》曰天一生水。试看草木昆虫，莫不皆然。人身津液得卫气以统之，则能生血生肌，若卫气为风所耗，则形体必瘦。若津液停而为痰涎，注于肢节、肌肤之间，则必始瘦而后肿。《内经》谓风气客于诸经之络，迫切而为沫。又谓沃沫聚之，则极肌肤而为肿者是也。沃沫，即痰涎也，俗书不知此理，或

① 怔忡：患者心脏跳动剧烈的一种症状。

指为寒湿，或指为脾虚，误矣。殊不知此症多生于热，譬如以水擦手，热则生泡；以火炙肌，亦生水泡。可知热从风生，沃沫微聚亦如水泡而已。此因日久卫气大耗，一时难于复旧，故难愈。若无此则易矣。

一偏枯日久，手足拘挛，不能屈伸者，难愈。《内经》曰阳气者，精则养神，柔则养筋。筋虽为血所养，必得卫气以温之，而后舒卷自如。《难经》谓血主濡之，气主煦之。若日久卫衰，营血耗，无以养筋，是由气分而累及血分，由浅入深，故难治。

一偏枯日久，脉见沉细数急者，难治。凡中风之脉，必浮大而缓。考之《灵》《素》、仲师皆是如此说，验之诊治，亦是如此。脉有日久而此脉犹不退者，有日久而此脉尽退、独见四时平脉者，有变见迟脉者，皆属易愈。惟变成沉细数急者，最为难愈。所以然者，以其病已分入血分也。沉主血分，细为血少，数急为有气无血。盖脉本宗气，领营血而行，宗气无形而悍急，营血有形而迟缓，二者相配而后脉均。若无血，则宗气独行，故数急也。血不足以充之，故细也。一见此脉，便是营血已伤，故难愈。凡病已入营者，为重也。

以上皆节取大概言之，尚有风痱、风懿、风痹等名，未能详及。然而中风诸义，则已括尽无遗矣。其左瘫右痪等名目，皆立自后人，徒有其名，究无实义。夫营卫行度，经络浅深，《灵》《素》、仲师皆言之甚详，后人不知此处探求，辄暗中摸索。或谓中风为虚，或谓为火，或谓为痰，或谓为气，或谓为风、痰、气三者并合，或谓风、痰、火诸邪夹发，究不能得病原实在。更有以中魔、中暑、中毒一切混杂邪病，而分为类中、直中者，此皆源流不清，内景不明，纸上谈兵，无济实用者也。

论风脉

中风之脉，其起首必浮大而缓。考之《灵》《素》、仲师，其言既同，验之诊候阅历，又千人如一。浮以手指轻重取之，大以脉之形状取之，缓以脉之至数取之至数即一呼四至也。盖风则伤卫，风为阳邪，故大；卫行脉外，故浮。病初起时，但在脉外之卫分，未入脉内之营分，其脉中之营血、宗气依然照常行度，故缓也。缓是脉之动数，宗气领营血而动，宗气一呼，营血二动；宗气一吸，营血二动。一呼一吸，脉凡四动，是名为缓，乃是无病平脉。因中风但伤卫而不伤营，故脉应照常缓也。然则何以辨邪风之轻重？曰：浮大异常者，其邪重；浮大同等者，其邪轻；浮大略见者，邪最轻。断病之法，只取浮大为病脉，非指缓为病脉也。缓为平人之脉，故不可作病看。然则但言浮大足矣，又何必言缓？曰：古人言此，正以明病不在营耳。若入营，则不能缓矣。后人不识此理，往往将平脉混入病脉，此脉学之所以晦也。

其八风之邪，则又从浮大中兼见之脉别之。如风从东来者，为木邪，主温化，其大中必兼弦象。从南来者，为火邪，其大中必兼滑象。从西来者，为金邪，主燥化。从北来者，为水邪，主寒化，其大中必兼紧象。从中央来者，为土邪，主湿化，其大中必兼濡象。其东南、西南、东北、西北四维相并而来者，则各以其方之脉兼见之如见其弦象、滑象错出，则为风从东南来之类。凡此诸脉，历断千人，无一遁者，孰谓脉法难凭耶？

八方之风，分为温、热、燥、寒、湿，五等之中温、热、燥居其三，皆热症也。寒则仅居其一，湿则有从寒、从热之不同。可知中风一症，热病居多，故南人中风较多于北人，而生平疗病，每以凉药奏功，其源皆从此中悟出。近日诸医，但执庸陋俗书，暗中摸索，轻者酿成废人，重者卒致不救，不如勿药[①]为高。偏枯日久则脉多变矣，然至一二年而脉仍浮大而缓者，此风邪与卫气相合而不去，如银之入汞也，其症必将复中。盖阳邪未去，势必再召新邪也。复中则病加剧，若治之得法，不但复中可免，即偏枯亦可愈也。其脉为沉细数急者，难愈；其脉变为迟者，可愈；其脉浮大全退而见四时平脉者，易愈。中风在三阳经，则浮大之脉，寸部盛于尺部；在三阴经，则浮大之脉，尺部盛于寸部；若阴阳诸经俱中，则尺寸俱浮大如一。此分辨经络之法。

论治法

治法无他，专从卫气治之而已。卫气有根本，有枝叶，有表有里。卫出下焦，为肾间动气者，根本也。从少阴之分，间行五脏，则为知觉性灵；间行六腑，则为三焦气化。此皆里也。温养形体，为守邪之神者，表也。从诸经而行于脉外，则为运动形体。五官得之，而耳目聪明；四肢得之，而手足持行。此皆枝叶也。其根本在肾，附于脂膏，则为水中之火，如灯之附于油也。根本治法，有宜补火者，如灯之添草则光焰益大；有宜补水者，如灯之加油则长明不熄。世俗专以补火为事，则油竭者光亦熄矣。其枝叶在经，温于肌肉，则附于汗液，如树木之以皮行津，得春夏阳气，而后浆汁盛也。枝叶治法有宜用散者，如树之津气通则荣茂；有宜用收者，如树之皮津泄则枯槁。世俗专以敛补为事，则津壅者，树必胀绝矣。是以欲卫气之根本强，则当油草

① 勿药：无需医药疗治。

并加，不可专用热药。欲卫气之枝叶盛，则当散敛兼施，不可专用补药。凡治病养生皆然，不独中风也。

八方之风，虽有寒热之不同，然皆为阳邪，况又从热化者，五居其三。人身卫气即是阳气，以阳邪而与阳气合，则水乳交融，毫无扞格[①]矣。同类相求而不相争，此偏枯中风者，所以无恶寒发热等症也。可知中风之伤卫气，乃邪风与卫气相混耳。其所以知觉运动皆为之不灵者，譬如三军之卒，有一军与贼私和，则号令不行，匪独一军不行也，势必三军皆为掣肘，观望不前矣。故善治中风者，必先从而分之，使邪风与卫气相离，而后风可净，而卫气仍为我用也。此侯氏黑散所以用白矾之意，喻嘉言谓为填塞空窍。夫白矾善消物，岂是填塞之药？可谓凿矣。

凡风之入，必乘卫气之隙，其隙多起于内热。盖寒则卫气敛，故冬时之人多无汗；热则卫气散，故夏时之人多大汗。寒则腠理闭，故无隙可入；热则腠理开，故有隙可乘。其内热或生于七情，或生于饮食，此所谓以内因而感召外因也。后人有所谓胃热生内风而致者，其言甚是。然不知此为卫气之病，究属一得之见。嘉言谓猝倒不省人事为阳虚，而妄拟参、附为治，总由不识卫气有表里之义耳。《素问·生气通天论》曰：阳气者，烦劳则张，此论专言卫气，烦劳即内热也，张即开也。此卫气因热起隙之由也。又曰辟积于夏，使人煎厥。辟亦开也，夏则腠理汗孔皆开也；煎即烦也，厥者逆也，谓气逆于上，则多热也。此皆言内热。又曰目盲不可以视，耳聋不可以听，溃溃乎若壤都[②]，汩汩乎不可止。此即形状中风，昏不知人之象也。

卫气之隙，由于表气不固，则散药似不可用矣。然用温药为散则不可，若用凉药为散，乃至妙之法。盖凉则腠理敛而散，则卫气通。尝见偏枯兼有麻木者，《内经》谓卫气不通，为皮痹不仁。卫气痹闭，即麻木也，或用养血滋阴之药而愈者，缘受病本轻，得此甘寒阴药，解其内热耳。若受病稍重者，便难取效。可知此症，非从血治也。其过服温补者，多至成废。盖此症本由于内热，而又多外热之邪也。

吴黼堂曰：中风病，主以凉药散邪，至精至切，何世人不之悟耶？

南方地土温暖，其人腠理常开而卫气疏，故多中风。北方地土寒凉，其人腠理常闭而卫气密，故中风者少。惟尊贵温暖太过偶有之，然亦易愈也。南人中风后，赴北方而愈者，尝见三人矣俱服苏合香丸愈。《素问》曰：阴精所

---

① 扞格：互相抵触，格格不入。

② 都：通“渚”，堤坝。

奉者,其人寿。《西洋志》谓欧逻巴[1]以北,地寒,人多寿;葛淄巴[2]处南,四时皆热,其人不寿。非虚言也。凡久病者,必先顾其脾胃,以血气之生发,全凭脾胃之运化也。然二者之治法判然不同,脾为阴为脏,为胃行其津液者也。其治法宜燥,燥则健,宜补,补则强。故其药宜甘温。胃为阳为腑,为水谷之海。其治法宜润,润则化凡亢土不能腐物,必湿土始能腐物;宜通,通则运。故其药宜清凉。喻嘉言谓养胃与补脾有天渊之别。叶天士谓胃不强者,以凉通之则强;脾不健者,以温补之则健。《内经》曰:胃欲寒饮,肠欲热饮。寒饮即清凉养胃之义,热饮即甘温补脾之义。肠即小肠也,为受盛之地凡水谷之腐化,皆在小肠之内,变腐水谷,而后脾始挹其精微,以生气血水谷精气上输于脾,故不言脾而言肠也。喻氏、叶氏之言,正与《内经》合,特二君皆从治病悟出,故立言不与《内经》同耳。

吴曰:阐明脾胃性质,精细绝伦。

脾、胃之治不同,然则何以别之?曰即以其病别之。其病起于寒症而不能食者,则宜燥补脾土而用甘温药;其病起于热症而不能食者,则宜润通胃气而用清凉药。不独治病为然,即久病亦然。譬如偏寒偏热之病,既退之后,犹不能食,投以凉剂,则胃气立开。世俗但知补脾之法,不知养胃之法,往往见热病不食,辄以凉药碍脾,疑而不敢用,其贻害多矣!李东垣作《脾胃论》,不能确切分疏,仅为调停之说,亦由传派不清,内景不明耳。

其有先患热病,后变寒症者,则用补脾法;先患寒病,后患热症者,则用养胃法。凡病久脾胃不旺,仍各从其病为治。

吴黼堂曰:脾宜温补,胃宜润养,治脾胃之要诀也。凡病无不皆然,此法惟叶天士精之。

论药饵

昔扁鹊但论脉书即《难经》,未传禁方,故无方论。因未遇传人,而遽遭李谧之害也秦国太医自以技不如扁鹊,使刺客害之。《神农本经》《伊尹汤液》又无传书,往往为后世所淆乱。张仲师有《金匮方》,亦多散佚。如葛稚川、孙思邈之徒,皆剽窃《金匮方》而自为书,究不能明其旨。近世如李时珍之《纲目》,未免太杂虽小说妄谈,亦为采入,以乱其真,故其书太杂。汪讱庵之《本

---

① 欧逻巴:欧洲。

② 葛淄巴:赤道附近。

草》未免太迂淡竹叶，隰草也，乃隶木部，其他舛谬亦多，方药之道几于晦[①]矣。窃以平生所试验，质诸仲景遗书，充类至尽，固可以意求之也。兹择其切要者列下。

病在卫气，则当从气分用药。卫气有表里不同，表者行津为汗，温养形体之阳气也；里者受命之根，水中之火，即肾间动气也。肾间动气即卫气之根，出于下焦，附于脂膏，为水中之火。其治有四法：

火衰者，温中以益之，如灯之添草也。其药则有附子、肉桂、胡巴、故纸、干姜、吴萸，及椒、磺、茴香之属。其方则有四逆、回阳、理中、温中之类。

火盛者，壮水以制之，如灯之添油也。其药则有地黄、白芍、知母、黄柏、元参、龟胶，及丹皮、芩、连之属。其方则有八味知柏八味、六味、封髓古有三才封髓丹、固精之类。

火离于水，虚阳外浮者，则先用温中引阳，下归于根，后用壮水恋阳，使不得越，则阴平阳秘矣。

火郁于水，真阳不伸者，则于益阳之中加以透发，如麻黄、附子、细辛之意，则阴退阳盛矣。

卫行脉外，为守邪之神，温于肌肉，运于形体，为肌表之阳，其治有六法：或表阳外闭，无汗烦闷，则发汗以疏之，如麻黄、桂枝、羌活、独活之类；或表阳外泄，汗出不止，则固表以敛之，如白芍、龙骨、牡蛎、附子、黄芪之类；或表阳太盛，肌热如灼，则凉肌以解之，如石膏、知母、胡连、地皮之类；或表阳太虚，厥冷恶寒，则温经以助之，如桂枝、干姜、参、芪、香、蔻之类；或卫气盛于阳经而衰于阴经，上逆者，则苦以降之，如龙胆、栀子、黄连、芦荟之类；或卫气盛于阴经而衰于阳经，下陷者，则辛以升之，如升麻、葛根、白术、黄芪之类。

以上皆从卫分审病，用药之大略也。若夫中风之治，则又当细辨之。

风为阳邪，卫为阳气，两阳相合而不相争，故无恶寒发热等症。阳主开，故有自汗。卫为风所淆，则知觉运动俱为之不用，故猝倒不知人。仲景用独活以解外因其有汗，故只用轻表，白菊、秦艽以解风，白芍以固卫气，归身以附营气，白术以安宗气，尤妙。入白矾以澄之，不使风与卫相浑，以遗日后之患，此侯氏黑散所以为至当至确之法也。但中风必有从寒、从热之不同，则此方亦有加温、加凉之各异，特孙思邈从《金匮》录方时多遗脱耳。

中风之从寒化者，何以辨之？曰其四肢必厥，必无汗寒则腠理闭，余症与

① 晦：昏暗不明。

前同。其治宜峻表，如麻黄汤加三生饮之类。当用防风通圣散而愈者五人。其方即麻黄、桂枝、防风、羌活、白术、白芍、当归、枳壳、大黄、芒硝也。因药力甚猛，自能分开邪正，故不加入白矾。

中风之从热化者，何以辨之？曰其舌必枯干裂如错，四肢必热，必大汗热气所蒸，余症与前同。其治宜凉解，如清凉饮子及玳瑁散主之，然总不如白虎汤、竹叶石膏汤为妙。生平常用此二方治十余人，皆有殊效，亦因药力甚猛，自能分开邪正，故亦不必白矾澄之也。

以上二条，皆初起用药之法。若不如此，多至拘挛痿废矣。其后治之法，尤当细辨。

中风数日之后，人事渐醒，诸症渐减者，邪风衰也。然余邪之与卫气相融者，必不能静。卫气之为风耗者，必难骤复，故往往有偏枯、善忘诸恙。其治又当从养营、养气之中，加入竹沥、荆沥为引，或加姜汁为引初起从寒化者可加，热化者忌。然药力既轻，取效必不能速，又宜久服之乃能有功也。盖竹沥、荆沥乃草木行津之处，卫气之在表，亦如树木之以皮行津，故用此为引。

中风日久，则卫气必衰，欲在表之卫气盛，必须益其肾间动气，如树木培其根本，则枝叶畅茂也。若专用芪术以助表阳，则宗气必僭而生热，而风之余邪不除人参、黄芪、白术，皆补宗气之药；若加入归、芍、地黄以配之，则又仅生营血而已，而于卫气无益；若用桂、附之类，虽能益肾间动气，亦易于生热。昔人创易老地黄饮子，用桂枝、附子与生地、麦冬、白菊同用，服之亦有效验必加竹沥、荆沥方效。然总不如紫河车之妙，其性得血气之余，既非草木可比，且又不寒不热，而为卫气生发之源。盖人身结胎时，其形如两甲，即两肾也，此卫气受生之始。河车即从此两甲而生，以包护于五官四体之外，即卫气外行躯壳，卫外为固之始，以血肉之属，为血肉之补。同气相求，乃无上妙品也。

吴曰：地黄饮子宜慎用，非治中风之方也紫河车亦宜再酌。

近世广东出有再造丸，服之亦间有效者，而不知其为何药。后于静芸斋《集验良方》见之，即苏合丸之加减耳。其方皆辛香行气之药，用之于寒化者则效，用之于热化者多不效。其曰中左者用四物汤下，中右者用四君子汤下，亦不过沿袭左血右气，为诡遇之计，究非治病正理。

夫人益卫气之法，多主用酒。《灵枢》谓饮酒者，卫气盛，先行络脉，后行经脉，是以知有何脉之动。今验之人事，凡饮酒者，懦夫有强毅之气，愚夫有明决之气，笨人有轻便之气，静者好动，嚅者多言。此皆缘卫气先盛，则知觉运动迥异于常耳，是以扁鹊对齐桓侯有酒醪之语。然则欲益卫气，正不必戒酒，但不可太过，太过反耗气；不可太热，太热反生病宜别图浸酒之法。绍酒乃马蓼曲所作，马蓼曲性克削，能荡涤肠胃，非过食油腻者不能受。烧酒虽热，然是水中之火，故为佳，但不宜多饮耳。盖天地无全功，圣人无全能，是在养生者宜自为斟酌也。扬州有百花酒甚佳，京都史国公酒亦佳。

吴黼堂曰：酒性入脑，且又辛热，勿服为佳。中风症，卫气慓悍，以禁用为妥。史国公酒过于温升，尤忌之兼佐润酒药，浸酒则有益。

食物不必过拘，不论寒热，皆可取食。盖食杂则无偏寒偏热之患，若认定一类为食，则偏矣。《素问》曰食增而久谓专食一物者，天之由也，可以知戒！尝见中风偏枯人，谨守医戒者，虽服药而不愈。其放饭流歠[①]者，虽不药而自愈。可知治病之道，在于得诀，不在于戒口也。唯是习俗相沿，必多疑虑，今亦从俗，但戒动风之物，如雄鸡、鲤鱼、黄鳝、鲜虾、香椿、鲜菌六者而已，其他俱不必戒也。至于日用荤肉菜蔬，与卫气相习已久，戒之则无以养胃气矣。

凡素有小恙，与中风本病无涉者，则不必兼治，反分药力，纵欲除尽，亦必愈后治之。如肠风、痔血等症，此血溢于阳明正络而来，《内经》所谓阴络伤肠在下，故曰阴络，则血下溢为圊血大便曰圊是也。此属血分，与卫气风邪无涉，故不必兼治。且此为轻恙，风为重恙，不可治轻而弃重也。

吴曰：此两节于病情治法，殊有体会。

凡服药饵，有不宜服而服之，反无恙也，以其本无甚病，纵误服药饵，亦不过如多食寒物、多食热物而已。盖无病，则人身气血不为之动，故得无恙也。若因其无恙而辄信为可服，服之日久，未有不增病者矣。此亦物增而久之义也。有不宜服而服之，即有害者，以其本有病，稍一误用，则其害立应。盖有病，则人身气血已动，再加误药以助其病，则病愈剧矣。故曰不服药为中医。

凡过服药饵者，其效迟，往往寒之不见其凉，温之不见其热，因其胃口与药习惯耳。有连服十数剂，不甚见功，其实已暗受其益，譬如嗜酒之人，一旦使之戒饮，则反觉难过矣。

吴黼堂曰：以中风为卫气病，历来医书未有见及此者。自得此论，而凡中气、中食、中痰、类中诸谬说可删，盖皆同一病也。此症西医以为脑筋内生小血瘤，然试问此病一经猝发，其血之冲逆遂不可遏，果孰为之乎？则气挟

① 放饭流歠：喻大吃大喝。放饭，大口吃饭而饭粒掉满桌面。歠，饮。流歠，大口喝汤而汤水从口角流下来。

血而上涌为之也。卫气慓悍,所以来势猛烈也。风乃天地之气,空气热而暴风乃生,卫气热而中风以起,脑筋中之血受卫热煎熬,已生血囊。迨病将发,痰随气生,煽动迸迫,则脉管不胜胀积而绽破矣。此中风所自来也。中风之人,每多血热,头常痛,大便时常燥结,西医治之,或用冰块安脑,或就耳后放血,或服轻泻药以减轻血中热气,而我国则先用风药以解其邪,继用清润以定其风,血气并治,取效至捷。璜于此书研究有年,再以西说互勘,其要妙处则存之,其阙略处则补之,其纰缪处则删改之。统计原书所存不及半数,不敢掠美,仍存原书之名。后之学者倘有确见,又有特效,尚期逐条补正,以匡余之不逮则幸甚。

附　案

奉新张希良,卒倒不知人,头破出血,喉中痰鸣,遗溺,汗大出,两手两足皆不顺适,众医咸指为脱,已煎参附汤矣。余望其色,面赤而光;切其脉,浮大而缓。急止参附,投白虎汤,一剂而痰静,再剂而渐醒,次日左手足能动,而右则否,始知偏枯在右矣。因连服数剂,右手亦愈,但不思食,众疑服药过凉,止之弗听,再服清凉数剂,乃大饥能食,倍于平日,而病痊愈。或曰何以断其必夹火,而面赤之必非戴阳乎?曰戴阳为虚阳上脱,其脉必散,断不能缓,故确知其非戴阳也。

细急不分至数者为散,若见此脉,须桂、附以纳之。

新建刘四美,猝不知人,目闭痰鸣,只右手动,余不动,无汗。医者投以参附,三日后遂头摇舌裂。余用防风通圣散,大汗出而苏,因欲再进,阻于俗医,改用轻补剂,遂成偏枯,筋急不能屈伸,遂废。

吴黼堂曰:此案头摇舌裂,发汗神清以后,宜用白虎加生地、天麻、甘菊、羚羊、桑枝之类较合。

南昌卢生,病如刘四美,误服参附已六日矣。亦用前方三帖而苏,再用原方加减,八帖而痊愈。可知此症,多受补药之害。

安义尉白映昇,年六十余,尚健如壮年,从不服药。癸酉夏月,赴城隍庙烧香,忽跪不起,口中喃喃,语不明白,一家谓受神谴也。舁归,则喉中痰鸣,已僵矣。余视其舌,如错而黑,用大秦艽汤,倍生地,加石膏,三日而尽,五剂乃苏。而左半不能动,再用十剂,仍无效,因尽去风药,专用元参、天冬、麦冬、生地、酒芍、白菊、知母,服两月而愈。

奉新李荣光,体肥多痰,生平好服芪、术,虽当归,亦不敢服。一日猝倒不知人，口㖞，右手不动，舌黑而干焦，用白虎汤加麦冬、元参、生地、当归、白芍、白菊，四剂而苏，右亦渐动。怕药凉不肯再服，竟成偏枯，语言蹇涩。

靖安辛文祥，好服补药，因而泄泻。医者谓其脾虚火衰也时已年六十二，极力温补，而泻愈甚，肌肉消尽而泄，食入即出，卧床一月矣。继而猝不知人，口眼㖞斜，不能言，右半不动。余用生地八两、麦冬四两、白蜜一盏，嘱代茶常服，连服半日，果泻止，遂放心服之。一日尽一帖，二日而苏，再服至六七日，而手足亦动，仍不能言耳。再服一二日，而大便胀急不得出已十余日不大便，于是改用承气汤加薄荷，服二帖，大便通，而手足皆灵活，语言亦出矣。再服前方即生地、麦冬，一月痊愈计服生地三十斤，麦冬十余斤。或问其故，曰人身肠胃甚迂曲，岂能食入即出？此明是温补太过，三焦气化转运太速，即火泄也。热积于内而犹行温补，以致内热感召外风，故猝中邪风。用润药以缓其传送，故泄止；以解其内热，故风息。

上录数案，以明中风多热病，乃确有所见，非从纸上空谈，且可知一切俗书不足信也。彼《景岳全书》《医门法律》《医宗必读》等书，皆梦呓耳。吾未见其能愈此病也，奈何甘听其诳而不辨耶？

吴黼堂曰：诸案搜邪以后，即用润血及通大便之药，引脑血以下行，故能手足灵活，绝无偏废。可知治中风病，神苏以后，以润肠熄风通大便为善后之良法。

中风后论（黼堂增补）

吴黼堂曰：中风一症，《金匮要略》有云：邪在于络，肌肤不仁；邪在于经，即重不胜；邪入于腑，则不识人；邪入于脏，舌即难言，口吐涎。全章分别病情浅深尽此数语，而于开章则曰脉微而数，中风使然，可见此症属热者多也。后贤以《金匮》原文简要，未能曲尽其妙，更分正中、类中、中痰、中气、中食等名目，歧路愈多，能治此症者愈少，致学者临床诊治若涉大水，茫无津涯。锡璜憾焉！

夫中风，血病也。叶天士、俞东扶辈用柔润熄风之法，最为有识，其收效亦最多。璜临诊三十年，每遇此症，细察其脉，无不弦劲洪实，大都以清凉诸品降血下行最效。宜用小续命汤者，反如凤毛鳞爪，殊所罕觏，岂风土之不同欤？抑何古法之不可以今用乃如此也？比读西书，以轻淡炭养、轻淡醋盐运脑中积血，使之消散，愈叹叶氏之手法、心思高人一等也。余每谓善能医者，中法、西法均可相通，学中法者固不必有尊中抑西之见，而彼学新学者亦不必有鄙夷中法之思。治病无他，能讲求实效，即为良法。

今即以中风论之，中法有真、类之分，西人亦有真、类之别。中国以贼风邪气所中者为真，痰火食气所发者为类；西人即以血涌入脑之一症为真，而以脑积血及脑脉塞闭之症为类。究之中法之所谓真类者，俱该括于此三症之中。综其大要，则皆脑病也。

试以言脑积血之病状，脑积血即我国所谓头风也。嘉氏《内科学》云脑积血病状分三等，第一等最轻者，起之甚缓，初病即头痛，久则痛甚，而重胀时如刀搅，动则尤痛。畏光怕响，每用心则极疲乏，耳鸣，眼罩皮积胀，眼帘闪光，恍觉有物在前，寤寐不安，且多怪梦，头晕，周身肌肉皆倦，手脚指尖皆痿痹麻木。胃口不佳，尝作闷，心亦激郁不爽。脉数，稍行动及过思虑，亦脉数。此脑积血轻症之情形也。其重症或由轻症转成，或初起即重，更有猝然而发者，其头痛较轻者倍甚，眼耳口鼻各处俱形不安。光不能见，响不能闻，心神慌乱，意想糊涂，手足舞蹈，语言谵妄。除头痛外，脑筋亦痛，第五条脑筋尤痛甚。肢麻头晕，不能仰卧，心跳甚急，脉促眼胀，胃败作闷，用心力则发呕。逾一二日，诸状稍退，则渐向愈。再重则类似中风，不省人事，肌肉松软，大小便皆不自知。有时一二点钟虽苏醒，神气尚觉昏昧。倘脉管爆破，则有血流入脑之患，而成类中，每每致死。欲辨其症，凡头热甚酷者，则为脉管积血之特征。至身热脑坏，则为半身不遂矣。

再言脑脉闭塞之病状。其症初起，头痛不止，继此则诸多滞抑，病人坐立行动皆不自主。其心不耐烦而易厌倦，无记性，事多遗忘。头痛之后，则转头晕，或时作时止，或起立眩晕，或坐立卧睡皆晕。行动艰难，肌肉无力，动则发颤，舌本木强，四肢麻痹。若脉管破，血流入脑，则病人忽然不省人事，状似中风，四肢松软，过后则半身不遂。有一手瘫痪者，有一足不能动者，有全体痿痹者，亦有上半身或下半身体不能动者，其先兆每见头痛晕聩、痿痹麻木、恶寒扯筋等恙。或眼花面转色，或白或赤，更有自行恸哭者，随及倒卧而不省人事，四肢松软如羊吊。即不至此，亦必头晕心乱，皮肉松软而兼发呕，嗣后必成半身不遂，左半虽有，而右半恒多。即四肢皆瘫，或一二处不能动者，亦有心失功用。缓症则疲倦遗忘，急症则于昏迷之际，心不跳动，及转成半身不遂，则心神极弱，舌痿而语音不清，头面一偏痿痹，肢体麻木不仁。缓症迟之数月或数年，乃成瘫痪。急症则须臾间病势忽重，血将脑大脉塞闭，则一二日或二三日即死。但其来也以渐，与来势甚速，血涌入脑之中风症，殊有差别耳。

血涌入脑者，脑内之脉管破也，方书名为中风，第言其病状，而未能实指其受病之所在也。夫各处流血均可治愈，独脑内流血，其患特重，顷刻即可殒命，以其无路可出也。故虽一时苟活，日后亦多患状。查此症病源，每由脑小动脉管生粟粒动脉瘤，或血多而脉管受抑，或因心左下房积血，致脑脉胀抑，而其先必因脉管本体有患，乃生此症。于四十岁以前有此者少，惟老年则恒多。在四十岁以下发者，概系梅毒，而心脏病、肾脏病、血薄症亦间或有之。病之将发，每有前驱症，大概为头痛头晕，头重耳鸣，眼火闪发，心神慌乱，四肢厥冷，言语错谬，记性全无，暴怒激郁，手足麻痹，半边软弱，而偏枯处则冷冻，目视物为二，视火放大，舌亦无力，便属将起中风之候。亦有毫无先兆，即形中风之状者，病人哭叫一声，即倒卧而不省人事。间有未至不省人事之时，头极痛，目极眩，作闷作呕，舌大不能言，或谵语发狂，或张口乱叫，或困倦思睡，四肢无力，或一手麻痹，或肌肉扯动，不久即形失力，一刹那间，各般病状齐见。迨不省人事，则周身松软，痛痒不知，惟微觉心脉呼吸耳。

在略轻之症，则虽不省人事，尚能令其翻动，或兼有头颅肿胀之弊，惟左右手足舞动，总觉异常，其眼头亦左与右有异。盖脑受患，必有一边手脚头眼痿痹瘫痪者，故执此亦可知与别症之昏迷不醒有分，扯筋亦常于不省人事时见之。

若血流甚缓，而病人亦缓缓而至不省人事者，则必先作闷作呕，面略白。按中风病人每多面略红，此则反白，眼瞳人[①]随时不同，惟缩至极小者，即血流入中脑之据也。而瞳人一大一小，又为血流入脑里各房之据，呼吸因口颊无力而鼓动有声，脉则细而革，或停至，或缓而按之不下。

中风而死者，每在不省人事五咪呢[②]至三日之久，然速在数咪呢则死者甚少，惟因心病而致则死期最速。若不省人事至二十四点钟之久，尚不能苏者，则必无可救。凡初起沉迷，其身之暖气必减，察以寒暑针，则较无病者低一二度，而于一对时则复起。或比无病者微高，倘属死症，则于将死时身极热，或兼肺本体发炎，而右脑脉破流血者则更险。有昏后数咪呢即死者，而两三点钟乃醒者为最多。又有一连数日，迷蒙心乱，不能言语者，于复醒之时必因激郁不舒，而令其翻动。若遇兼发炎，则愈期更延。且一两日内，身热亦加一二度，头痛心乱谵语，皮则皱纵，肌肉无力，疼痛难忍，然各状于数日内尽退，惟周身痛，须一两月方可痊愈。

---

① 人：通“仁”。

② 咪呢：英文译音 minute，即分钟。下同。

凡于昏迷之后一二日，即脑内瘀团处发炎，必见身热头痛，心乱谵语，身体梗缩。现之必早，而于昏迷后数日乃见梗缩者，则前症现之较迟。

考中风乃于脑脉破损时，其人知觉运动立刻不知所之，惟知觉不久可复，或以渐而苏，盖知觉尽失者则甚少。至半身不遂时，初则病处必肿而红，身热汗多，后一二月各状皆退，则该处白而冻，皮干，指甲厚而起叠，毛发皆变，身皮亦厚而涩，各骨节或兼起肿。睡压日久，则偏枯处亦溃烂。

起止病期 中风急者，数十咪呢之间即死，最速亦有十五咪呢即一刻。缓者复苏而半愈，复一二日，若复昏迷则死，若过此期限不死，则发炎之险渐至。盖脑内之瘀血凝聚，则该处脑浆必发炎。故每头痛谵语约一礼拜，即不治。有能愈者，概属轻症及上代遗传症耳。能过此不死，则半身不遂，自可渐愈，仅些少不能复原耳。盖手足虽能运动，而心力不能照常，常自啼哭，或发激易怒，时觉不乐。记性已失，事过随忘，更有理解不能说清，而手舞足蹈、难以达意者。其病期绝无定限，有十年八载者，有十几年、二十年者，且常虑有复发之患。盖脑内瘀血不清，则病根不去，终于复起，再发一二次必死，亦有于病间时兼患他症而死者。

辨　症 凡血涌入脑外里与脑里，则必于对面之肢体瘫痪，且轻者即可立愈。

凡在大脑左前第三回纹处之脉管损破，则必令其言语不清，或有不能说出之音。

血涌入前脑，则必令对面之肢体瘫痪，兼有不能说之语意。

血涌入左中脑，则必右半肢体瘫痪而言语不达，有手舞足蹈之状。

其知觉运动皆有阻碍，又乃血涌入后脑或后中脑，其症目有障碍与眼内脑筋发炎，及心体不舒，时形激怒诸病态。

血涌入脑里各房，则病状凶险，沉昏不醒，半体或周身抽筋，或半身绉纵失力，与及两眼瞳人不同，一大一小。

血入脑前结，则对面之肢体头面皆瘫痪。

血入左边脑前结，则兼言语不清，或词不达意，而目脑筋多受患。凡偏枯不能动者，亦多为血入脑前结所致。

血入中脑或脑脊，则为死症，约十五咪呢至数点钟之久，则失治。此则有抽筋、瞳人缩小之患。纵能过此不死，亦必偏枯，或全体蠢然，或一肢半体痿死，或半身不遂，或上则左半失力，下则右半失动，交错受病，则知觉力亦消失。更有于患处不知痛痒者，亦有上右半知痒，而下右半不知、下左半知之者，此皆交错受病者也。

看护及处方之大法

吴黼堂曰：中风病猝然颠仆，脑既破裂溢血，自宜听其静卧，最忌嘈杂喧嚷，并将衣服轻轻解去，另使一人扶定其头，勿使动摇。卧时头宜略高侧睡，极忌仰卧，以防舌缩。世人不识，误认为中暑痧毒及鬼压，推之拿之，以致脑中之血益复横溢，是直速其死也。中风乃急暴之症，原属实邪，其脑既伤，惟静息以养其神，将头垫高，俾脑中之血以渐而降，乃为妙法。凡一切热剂提神奇品以及饮食茶汤，均不得妄投。又病发不可立时服药，恐溢入气管闭塞而死。如头项血管胀大跳动者，宜在肘部放血，头上压以冷水，颈部贴芥辣斑蝥等膏。切勿叫唤，强其言语，听其静卧为要。前篇觍列各外候最详，欲使人确知为何病，而不为中痰、中暑、中气诸说所误也。又病已醒，切勿向其言语，服药用清润疏风兼祛痰热，最稳最效。徐灵胎尝谓服热补无一存者，与西医治法大相吻合。何世人乃以三生饮、参附汤等，日杀中风之人而不悟也。

徐灵胎曰：风行必燥，古人治风必用润药，乃真诀也。今人乃以刚燥辛烈之品治之，是益其疾也。

又食物以易化能养身体者为贵，忌用燥热大补之物。其瘫痪之肢体，宜于洗身时用意擦搓，初则轻搓，渐加用力，能使肢节柔活。若瘫痪至甚，则电气为妙，宜缓缓震动之，但初起时不宜遽用耳。

脑内流血处，倘无甚爇热不舒，宜将士的年射入肌肉，兼用电气，可望治愈。倘脑内瘀血渐散，而肢体瘫痪之状渐退，精神亦渐起色，则为病愈之征。

内服之药，西人血质强，主用大泻，我华人血较薄，亦宜用轻泻以降脑血下行，观《金匮》风引汤之用大黄、寒水石可知大概。

昏睡复醒时，能延至两礼拜，则宜用轻淡炭养八厘半，或轻淡醋盐一厘，每日服四次，连服一月或月余，直至于脑内瘀血团消散乃止。此要诀也。尤在泾曰：内风之气，多从热化，昔人所谓风从火出是也。《内经》云：风淫于内，治以甘凉。《外台》云：中风多从热起，宜先服竹沥汤。河间云：热盛而生风，或热微风盛，即兼治风，或风微热甚，但治其热，则风自息也。

竹沥汤《外台》　治热风，心中烦闷，言语蹇涩。

竹沥、荆沥各五合　生姜汁三合

上三味相和，温服三合，以些酒调服亦良。

一方：竹沥　荆沥　梨汁各二合　陈酱汁半合

相合，微煎一二沸，滤清，细细灌入口中。治中风不语，昏沉不识人。

地黄煎《千金》 治热风，心烦闷，及肠间热不下食。

生地汁 枸杞根汁各二升 生姜汁一升 酥三升 荆沥、竹沥各五升 枝子仁 大黄各四两 茯苓六两 天冬 人参各八两

上先煎地黄等汁成膏，余五物为散内搅调，每服一匙日再渐加至三匙，觉利减之。

吴黼堂曰：此即西医引脑血下行之法，而用润药熄风，面面圆到。

加味玉女煎 脉弦实，有微热汗出者，宜之。

生石膏八钱 知母三钱 元参三钱 粉草一钱 生地三钱 甘菊花三钱 天麻三钱 淮膝一钱

水煎服大便秘，加元明粉三钱。痰多，加竹沥。

吴黼堂曰：血得润则下行，故此方亦有用处。古人治中风，每用润血以收效果，虽未悟引血下行之妙，而灵心妙手，自不可及。

尤在泾曰：昔人谓南方无真中风病，多是痰火气虚所致，是以近世罕有议解散者。然其间贼风邪气亦间有之，设遇此等，岂清热理气理痰所能愈哉？续命诸方，所以不可竟废也。俟大邪既泄，然后从而调之。

璜按：病名中风，初起亦宜除风，惟近世由血热而发者为多，服小续命汤，病每加甚。尤在泾注云：人参附桂，必实见有寒象而后可加。此方自唐以来，推为治风第一方，未有指出其不合之处者，得尤氏此说，是方之功用以明。徐洄溪云：续命为中风之主方，因症加减，变化由人，总不能舍此以立法。可见此方虽为主方，尚须加减变化也。若舌紫、舌绛、身热、脉大，此方断不宜用。尤氏谓不可竟废，意在言外矣。

小续命汤《千金》 治卒中风欲死，身体缓急，口舌不正，舌强不能言，奄奄忽忽，精神闷乱诸风，服之皆验。

麻黄 防己 人参 黄芩 桂心 芍药 甘草 川芎 杏仁各一两 防风一两五钱 防子一枚 生姜五两

上为粗末，每服五七钱，水一盏半，煎至一盏，去滓，稍热，服食前。

加减法：无汗恶寒，加麻黄、防风、杏仁。有汗恶风，加桂枝、芍药、杏仁。无汗身热不恶风，加葛根二两，桂枝、黄芩各依本方加一倍。有汗身热不恶寒，加石膏、知母各二两，甘草一两。无汗身寒，加附子五钱，干姜二两，甘草三两。有汗无热，加桂枝、附子、甘草，各依本方加一倍。肢节挛痛或麻木不仁，加羌活四两，连翘六两。凡中风不审六经之加减，虽治之不能去其病也。

戴氏加减法：多怒，加羚羊角。热而渴，去附子，加秦艽。恍惚错语，加

茯神、远志。不得睡，加枣仁。不能言，加竹沥。人虚无力，去麻黄，加人参。

徐灵胎曰：病名中风，则其属风可知。既为风病，则主病之方，必以治风为本。仲景、侯氏黑散、风引汤、防己地黄汤皆多用风药，而因症加减。盖以风入经络，则内风与外风相煽，以致痰火一时壅塞，惟宜先驱其风，继清痰火，而后调其气血，则经络可以渐通。今人一见中风等症，即用人参、熟地、附子、肉桂等纯补温热之品，将风火痰气尽行补住，轻者变重，重者即死。或有元气未伤而感邪浅者，亦必迁延时日，以成偏枯永废之人。此非医者误之耶？中风乃急暴之症，其为实邪无疑，天下未有行动如常，忽然大虚而昏仆者，岂可以实邪治之哉？

侯氏黑散《金匮》 治大风四肢烦重，心中恶寒不足者。

菊花四十分 白术十分 细辛三分 茯苓三分 牡蛎三分 桔梗八分 防风十分 人参 矾石各三分 黄芩五分 当归 干姜 川芎 桂枝各三分

上十四味杵为散，酒服方寸匙，日一服。初服二十日，温酒调服。禁一切鱼肉大蒜，常宜冷食，六十日止，即药积在腹中不下也，热食即下矣。冷食自能助药力。

此方用药妙义，已见于论药饵中，不赘。

风引汤《金匮》 除热瘫痪，巢氏云脚气宜此方。

大黄 干姜 龙骨各四两 桂枝三两 甘草 牡蛎各二两 寒水石 滑石 赤石脂 白石脂 紫石英 石膏各六两

上十二味杵粗筛，以韦囊盛之。取三指撮井花水三升，煮三沸，温服一升。

徐灵胎曰：此用脏腑之热，非草木之品所能散，故以金石重药清其里。

防己地黄汤《金匮》 治病如狂状妄行，独语不休，无寒热，其脉浮。

防己一分 桂枝 防风各二分 甘草一分

上四味以酒一杯浸一宿，绞取汁。生地二斤，㕮咀蒸之，如斗米饭久，以铜器盛其汁，更绞地黄汁和分再服。

徐灵胎曰：此方他药轻而生地独重，乃治血中之风也。此等法最宜熟玩。

尤在泾曰：猝中之候，但见目合口开，遗尿自汗，无论有邪无邪，总属脱症，脱则宜固，急在元气也。元气固，然后可以图邪气。

瑨按：此症必脉空小而虚，或脉细小而虚，兼之汗出如雨，或手足冷，方用参附。王士雄尝云设遇闭症，不可捕风捉影，辄投补药。锡瑨曾诊此症，见其舌有黄苔，脉复浮数，用人参白虎加玄参、菊花而愈，可知此症参附未可妄用也。

参附汤　此方为急救之法，药只二味，取其力专效速。

人参制附子　用人参须倍于附子，或等分，不拘五钱或一两，酌宜用之。姜水煎服，有痰加竹沥。

尤在泾曰：或因风而动痰，或因痰而致风，或邪风多附顽痰，或痰病有如风病，是以掉摇眩晕、倒仆昏迷等症，风固有之，痰亦能然。要在有表无表，脉浮脉滑为辨耳。风病兼治痰则可，痰病兼治风则不可。

涤痰汤　治中风，痰迷心窍，舌强不能言。

南星制　半夏炮七次　枳实麸炒　茯苓各二钱　橘红一钱五分　石菖蒲一钱　人参一钱　竹茹七分　水一钟半　生姜五片

煎八分，食后服。

清心散　治风痰不开。

薄荷　青黛　硼砂各二钱　牛黄　冰片各三分

上为细末，先以蜜水洗舌后，以姜汁擦舌，将药末蜜水调稀，搽舌本上。

吴鞠堂曰：此方凉降痰涎，兼能祛风安脑，亦足贵也。

筋急引颊，令人口㖞僻，目不能正视。此脑筋牵引之，故用后方。

《外台》治中风，面目相引，口㖞，牙车急，舌不得转方。

独活三两　竹沥　生地黄汁各一升

三味合煎，取一升，顿服之。此方驱风舒筋，活血降血。

又　方

熬牡蛎、矾石烧、附子炮，去皮、灶下黄土各等分为末，取三年雄鸡冠血和药，敷其上，候复故便洗去之。《千金翼》云：左㖞涂右，右㖞涂左。戴元礼云：有无故口眼㖞斜，投以中风药不效。盖缘骨虚中受风邪所致，当于此求之，不可例作寻常中风治之。

璜按：此症仍属脑筋牵引之，故筋病非骨病也，勿误看，方仍用。

萆麻子去壳捣烂，右㖞涂左，左㖞涂右，鳝血入麝少许涂亦效。

尤在泾曰：卒然口噤目张，两手握固，痰壅气塞，无门下药，此为闭症。闭则宜开，不开则死，搐鼻、揩齿、探吐，皆开法也。

白矾散《圣济》　治中风，口闭涎上，欲垂死者。

白矾生二两　生姜一两，连皮捣，水二升，煎取一升二合

上二味合研滤，分三服，旋旋灌之，须臾吐出痰毒，眼开风退，方可服诸

汤散救治。若气衰力弱,不宜吐之。

此方以白矾涌泄为主,佐入生姜,辛以开之也。

吴黼堂曰:中风之症,脑筋破裂,诸血上潮,引痰而上,正宜令其稳卧,抬高其首,冀痰随气降,吐法益助其升逆,脑血必更冲涌,究非万全之道。然值此时机,病势危急,服药尤多不宜,可用前贴芥末法,并以生附子贴涌泉穴,引痰下行,似较妥当。

又　方

白矾加拇指大一块,为末　巴豆二粒,去皮膜

上将二味于新瓦上煅,令焦赤为度,炼蜜丸芡实大,每用一丸,绵裹,放患人口近喉处,良久吐出,痰立愈。一方:加皂角一丸,煅取三分,吹入鼻中。

按:巴豆为斩关夺门之将,用佐白矾以吐痰,因其性猛烈,故蜜丸含化,是急药缓用之法。

急救稀涎散《本事》　治中风,涎潮口噤,气闭不通。

猪牙皂角四挺,肥实者不蛀,去恶皮　晋矾光明者,一两

上为细末和匀,轻者半钱,重者一钱匙,温酒调灌下,不大呕吐,但微微冷涎出一二升便得醒,次缓缓调治,大服亦恐过伤人。

戴氏云:病症有终身不愈者,其在腰或屈而不能伸,或伸而不能屈,在手足亦然。治法活血为先,多服四物汤,吞活络丹佳。

徐洄溪云:凡病在经络筋骨,此为形体之病,能延岁月,不能除根。若求痊愈,过用重剂,必至伤生。

吴黼堂曰:中风肢体痿废,日久不愈,甚难措手,古方虽有治法,究竟效者少而不效者多也。服后方并兼用电气震动,以舒筋络,亦可减轻其症。

夜合酝酒方　治中风,手足挛缩,不得屈伸。

夜合枝　桑枝　槐枝　柏枝　石榴枝各生用,五两　羌活二两　防风五两　糯米五升　细曲七升半　黑豆紧小者,生用,五升

共十味,以水五斗浸五枝同煎,取二斗五升,去滓,浸米豆二宿。蒸熟,与麯、羌活、防风三味拌和造酒,依常酝法,封七日,压去糟,取清酒三合至五合,时饮之,令常有酒气,勿令过醉。

活络丹　中风手足不用日久不愈者,经络中有湿痰死血,此方主之。徐洄溪云:此治藜藿人实邪之方。

川乌　草乌并炮去皮　胆星各六两　地龙去土焙干　乳香去油　没药各二两二钱

上为末，炼蜜丸桐子大，每服二三十丸，温酒下。

此方专于攻邪，药力颇猛，用者审之。

备用方

大秦艽汤《机要》　治中风手足不能运掉，舌强不能言语，风邪散见，不拘一经者。

秦艽二钱　石膏二钱　当归酒洗　白芍酒炒　川芎各一钱　生地酒洗，二钱　白术土炒　茯苓　甘草炙　黄芩酒炒　防风　羌活　独活　白芷各一钱　细辛五分

每服一两，雨湿加生姜，春夏加知母，心下痞加枳实。

汪訒庵曰：此方用之颇众，获效亦多。此盖初中之时，外挟表邪，故用风药以解表，用血药气药以调里，非专于燥散者。

三生饮　治中风，卒然昏愦、不省人事、痰涎壅盛、语言蹇涩等症。

生南星一两　生川乌去皮　生附子去皮，五钱　木香二钱

每服一两，加人参一两煎。

俞东扶曰：此方治中寒，寒痰壅塞，气道之药。肥人脉沉伏，无火象者可用之。若脉微细，必加人参，实非中风之药也。

黄履素曰：三生饮施于中风之寒症，妙矣！或有虚火冲逆，热痰壅塞，以致昏愦颠仆者，状类中风，乌附非所宜服。薛立斋治王进士虚火妄动，挟痰而仆，急灌童溺，神思便爽。予从弟履中，痰升遗溺，状类中风，亦灌以童溲而苏。此等证候，皆火挟痰而作，断非三生饮可投，并姜汤亦不相宜也。

璜按：读二君之说，则三生饮乃治中寒之剂，非中风之方也。世之读汪訒庵书者，竟有不分寒热虚实，见其痰声漉漉，开手妄用，真杀人不以刃矣。不思风盛生热，热极亦生风，每每煎熬津液，凝结为痰，壅塞气道，不得通利。叔陵先生用白虎汤加甘菊、生地灌之，而痰即收，余亦试之有效。以痰升于热，用寒药降之，而痰自收也。立斋、履素之用童便，亦取引痰热下行之义，故服之而神思顿爽。今以王士雄之说证之，王云类中风未尝无实证，所谓实者，其人素禀阳盛，过啖肥甘，积热酿痰，壅塞隧络，治宜化痰清热，流利机关，自始至终，忌投补滞。三十年来如此治愈者，指不胜屈。故医者不必拘于西北多真中，东南多类中，及真中属实、类中属虚等说，以横于胸中，总须随症辨其虚实而施治法也。西人亦云此病不宜食燥热之品，可见治法中西皆同，何止南北耶。璜每见以参附、芪附治此症者，其手足无一复原。呜呼！病者何辜，乃为医家无识所误，一至此哉。

论中风外治法

开噤法

用开关散。乌梅肉、生南星、冰片擦牙，噤自开。或用姜蘸南星、冰片擦牙亦效，不效为筋绝。

蒸偏枯法

中风，口开涎出后如有偏枯等症，用檀香一两煎水，熏患处。再用当归六两，丹参、桂枝、牛膝各二两，红花五钱，葱白六两，均炒，预备红布制袋数个，装药蒸于檀香水上取揉，日三次。

风瘫贴法

萆麻仁、桃、柳、桑、槐、椿枝加茄根洗，效。如用麻油熬黄丹，收临用调治风各药末贴之麻黄、白芥子末均合。

偏枯表邪固结者，麻黄或白芥子研酒调糊半身，留出窍，不敷纸，盖得汗即去之。

中风手足不仁，有湿痰死血者，用川乌、草乌六两、胆南星四两、乳香三两、没药三两，干地龙一两，陈酒调敷痛处。

中风舌不能言，心经蕴热。薄荷、硼砂、青黛各二钱，牛黄三分，冰片三分，先用生姜蘸蜜擦舌，再以前药涂舌本，并姜汁调涂胸。

舌本强难转，语不正，属痰涎壅塞者。茯苓一两、蝎梢十四个，研酒调擦舌。

舌本缩者，醋煮白芥子，敷颈一周，利气豁痰最捷。

舌强，龟尿点舌下，滋阴通窍效。

古转舌膏，即凉膈散加菖蒲、黄连、远志、青黛之类，可涂胸。

手足痿躃不仁，川乌、革芰、甘松、三柰，炒热熨之。

跋

中风，大症也。西医以为脑血瘤病，熊叔陵先生以为卫气病，皆狃于一偏也。吾师融会中西学说，于叔陵先生《中风论》以为末尽厥旨，特取原书而删订之，并即叔陵先生所见不到处而增补之，而中风治疗诸法燦然大备。其后篇详叙病情，以为认病之要诀，列举看护及起居饮食用药诸避忌，靡不精当，俾患病之家一目了然。谅哉！青出于蓝而翠于蓝，冰生于水而寒于水也。萱等侍侧有年，深知吾师治此病别具手法，用特志其崖略以附于后，并以告世之习医者。

民国九年冬十二月受业男树萱、甥郑子德谨同识

新订奇验喉证明辨

吴锡璜　增删
李　颖　校注

同安吳黼堂先生增刪

奇驗喉證明辨

君宜署

内容提要

《新订奇验喉证明辨》，四卷，该书系吴瑞甫在清代余泽春所编《喉证指南》基础上，融汇清代程钟龄、程瘦樵、马小琴诸家学说，兼采专科善本、经验秘传各方法，并结合家传之经验秘方汇编而成。卷一介绍喉科的临床诊断和辨证；卷二介绍各类喉证用药的基本原则和注意事项；卷三介绍常见喉科病的治疗方法，并附录医案；卷四为喉科验方，共计 115 方。该书现有 1924 年、1925 年上海文瑞楼石印本，本次整理、校注以 1925 年上海文瑞楼石印本为底本。

目　　录

新订奇验喉证明辨

原 序

人之一身，百病皆可致危，而咽喉之病尤危之危者。盖咽感地气为胃之系，主通利水谷；喉应天气为肺之系，主出入气息。人身唯此二关为最要，故患病亦唯此二关为最险。世之业是科者多学无师授，往往株守一偏，称为秘授，非自许扁鹊，即人颂华佗，及其临证则茫无主张，试起扁鹊、华佗而问之果无愧乎？又有咽喉发白一证，古方所无，诸书未载，为害尤烈。乾隆四十年以前无此证，即有也罕。自道光中盛延于江浙，渐及荆、湘、黔、滇、燕、鲁，近来秦陇塞外所在皆有，病者苦无良医，医者苦无良方，胶时疫之说者专用寒凉，则虚寒者殆矣；执虚寒之说者专用辛温，则时疫者危矣。是皆以人之性命试彼无形之斧刃，持此而欲救世得乎？余不揣固陋，爰集古今专科世业善本，与治白喉经验良方良法，悉心探索，不当者去之，未备者补之，并折衷群书，详加印证，俾病情方药概归至当，以为喉证指南。医家既可据病以校方，病者亦可检方以自疗，从此药到病除，永绝咽喉之患，咸登益寿之堂，岂不懿欤。

时光绪十三年岁次丁亥夏五月

严江寄湘渔父[①]识于甘肃秦州官舍之知足知不足斋

① 寄湘渔父：余泽春，字二田，浙江遂安人，早年寄籍湖南，因号寄湘渔父。著有《喉证指南》一书。

序　一

吴瑞甫先生与余为总角[①]交，四十余年于兹矣。性酷嗜医学，其先祖自前明至今，世代皆以医名，家传秘本甚多，至先生益搜罗医籍善本，凡中外名著为所知所闻者，每不惜重资购取，以故家尤藏书甚富。又自少至老，手不释卷，诊证余闲，辄孜孜汲汲学之，惟恐不足。尝曰我国论病，证之东西解剖学，殊难吻合，而方多奇中，则以开国最早、经验最宏富故也。先生以我国医学日陋而西医日有发明，恐国粹学渐就式微，毅然有昌黎起衰八代之志，故益自攻苦淬厉，虽学问渊博而自视欿[②]然。生平著作等身，每评论一证，必互勘中东西所言之病理，参互考证，以究其精。去年因文瑞楼书庄寄喉科一书就正于先生，先生为之详加厘订，讹者正之，缺者补之，凡阅两寒暑而书成。问序于余，余细阅之，见先生将家藏秘本《急救喉症》危急诸方覼列各门中，俾患喉科重病者得以起死回生于俄顷，其活人无已之苦心，尤足令人起敬。视世之得一验方而珍如拱璧、秘不告人者，相去何可以道里计。余素不知医，而深叹先生之奇方异术，必能为我国医学式浮振靡，爰泚笔而为之序。

中华民国十三年姻社弟苏万灵拜序

① 总角：古时儿童的发髻向上分开的样子。后称童年时代为“总角”。

② 欿（kǎn）：不自满。

序　二

迩来西学盛行，我国人之习外国医者咸谓西医骎骎然有凌驾中医之势，不知论其手术，中国人实难比伦。因我国习惯保护身体，医无剖割，权不得不让彼国以专美也。而究之开国最早，经验最繁富，往往有用草木质及兽类药，足愈沉疴大病者，如虫样垂炎症①，彼国必用切刀术，而我以没药止痛，且用五香丸以去肠垂中之积秽，可以立即痊愈。肠结病，彼国必须剖割，而我只用猴枣及豪猪草枣，每次以一二分为细末，开水和服，即放矢气而渐愈。屡试屡验，并不须切刀术之危险，非中法之逊于西法也。奇方异术，秘诸枕中，我无公德心，何怪外人以酷毒之劫病剂推行于各行省耶？即如喉科一病，我国秘本最多，遵法用之，立见转危为安。近岁以来，西法惟实扶垤里②血清为最有效。喉症不下数十种，自白喉以外，危险症尚多，试用则效力殊少。锡璜三十年来，每见专科治病大有起死回生之功，心窃慕之而皆秘不以告人，因检箧中先严筠谷公所留贻者，并友人处借阅秘本，得秘方若干种，亦多有效。岁癸亥，文瑞楼主人以江楚堂所寄《喉证指南》将重刊行世，嘱余为之鉴定。每阅一次，见其剖析虚实寒热，细及毫芒，心惬其为喉科善本，不揣固陋，重加厘订，并将各秘验诸方附后，以广其传。世之有志于喉科者，得此书及《紫珍集》，潜心体验，其治效必有若操左券者。余奚啻为之喜而不寐，是为序。

中华民国十三年五月厦门回春庐医院长吴锡璜序

① 虫样垂炎症：即阑尾炎。

② 实扶垤里：白喉的日本译名。

新订奇验喉证明辨卷首

凡 例

一、喉科向少专书，惟《喉科指掌》《重楼玉钥》《紫珍集》三书行世。历代医书虽偶论及，亦多略而不详，惟《紫珍集》为较精本，而于寒热虚实，及白喉之实扶垤里菌与外国之血清用法，多未详悉。是书以程钟龄、程瘦樵、郑梅涧、陈雨春、张善吾、黄冉生、黄陶普、马小琴诸家之说为底本，兼采专科善本、经验秘传各方法，又采博医会之《穉学[①]新编》，并璜世代相传之经验秘法，类集一编，务使研究喉科者一目了然，确有实效，可以依据。

二、喉科病变最速，一二日可以毙命。是书于危急各症，不厌求详，又以方法之确凿有效者，覙列于各门之后，务使患是病者，救疾如救火，顷刻可以转危为安。此锡璜活人无已之苦心，阅者鉴之。

三、喉科以辨证为最要，辨别不清，如何能救急症？是编于表里虚实寒热，剖析务极其精，辨证既真，庶几处方可无差谬。

四、辨证为医者事，必有证而后有药。是编本系证治为一门，采方为一门，兹特于证治门中备列秘方及验方，因欲使阅者便于检方，非故淆乱其例也，阅者谅之。

五、喉证用单纸印方传送，虽属善举，究竟误事。何也？其人或曾患热症服凉剂而愈，则所传者必凉剂也，倘患寒症者信之，鲜能救矣。其人或曾患寒症服温剂而愈，则所传者必温剂也，倘患热症者信之，鲜能救矣。是书绝无此弊。

六、前贤所论喉症，方法名论，煞费苦心，时医以为独开生面，不袭为高，不知治病无他法，但确有实验，便是良法良方。本集所有辨证论治及处方，随处搜集，总期真能识证，真为效药，不涉模糊影响，方能应危急之证而不涉慌张。倘阅者或以剿说见讥，则并湮没作者之苦心及历年试验之效果，殊为

① 穉学：即细菌学，清末 Bacteriology 一词的旧译。

可惜。

七、咽喉起白如腐，俗称白喉咙，西医谓之实扶垤里，乃喉疫微生物也。郑梅涧《医语》云：此证属足少阴一经，热邪伏其间，盗其肺金母气，故喉间发白。陈雨春《白喉咙论》云：此证乃足三阴受病，传之于肺，与他经无涉。其有兼及他经者，皆后之传变也。不思此症，我同安人谓之白炭，西医谓之实扶垤里菌。当时中外未通，此种毒菌学尚未发明，故立说犹未免模糊影响。然此菌固为时疫之一种，而痨症、虚寒、蛾风皆能转变。徒云时疫而治以清凉者固非，即概云虚寒而治以温补者，亦未为是。俗云赤属热，白属寒，果如所云，则白喉只有寒而无热。若概云时疫，则白喉又只有热而无寒，于理安在？夫病因转寒转热，喉病多有，要在能解除其痰毒，潜化其病原，便得痊可。非深明寒热之原，固属贻误，然仅区区以寒热二字作口头禅，料未必能愈此重病也。

八、是编宜分看、合看。分看一症，有专治之方；合看各症，有通用之方。如除温化毒、神功辟邪、神仙活命诸方，是治时疫白喉专方，亦可兼治乳蛾、喉痈、喉肿诸证。姑举一以例其余，庶临证确有把握。

九、木舌、重舌、舌衄、莲花舌、牙痈、牙宣、牙衄、走马牙疳，以及腮痈、菌唇等证，程氏《医学心悟》列之咽喉门中，界限不清，殊不谓然。究其原方书皆然，乃系以类相从。兹乃采入附于咽喉证治之后，每条加一附字以示区别。

十、采方制药，各以类从。首汤剂，次吹剂，次噙剂，次敷剂。凡一切应用丹、丸、散、锭，均须预为备制，收储瓷瓶封固，勿令泄气。若俟临时始制，则缓不济急，必致误人性命。

十一、医家治验之医案，即医家阅历之功夫，最广识见。略采数则附后，以便参考。

十二、近自煤油、煤炭、罂粟子榨油以后，患喉证者日多。是编辨证较清，再以《紫珍集》互相考证，于治喉大法及急救各种，自能起沉疴于俄顷。读者试潜心考验，便知余言之不谬。

编者重订

新订奇验喉证明辨卷一

闽中同安吴锡璜黼堂氏删补

万县江楚堂鉴定

严江寄湘渔父搜辑

辨证类

喉证总论

尤在泾曰：凡喉痹属痰，喉风属火，总因火郁而兼热毒。此言喉症之发生于痰火也。王维德《外科全生集》曰：骤起非火，缓起非寒。此以缓急分喉症之寒热也。夫咽喉关饮食、声音、吐纳之道路，一或受病，生死决于俄顷。锡璜证以生平之阅历，又大率痰热为多，而寒症亦间有之。吾乡有善治喉症者，虽至危至重之症，每用生草药捣汁起之，取效之捷，胜于煎剂，故知此病多痰热病也。然其论症处方，又界限划然，丝毫不紊，间有关于寒症者，则又点滴寒凉，不许入口。夫一喉症耳，而名目繁多，寒热互异，治法稍差，害则随之。虽以西人之设喉头镜，检病原菌，曾不及喉症专科奏效之捷，乃知治病以经验为主，而辨症尤不容有毫发之差。庶于咽喉一科，得广求秘法，有以收驾轻就熟之效耳。

辨症大法

凡辨症必先辨经络，次辨病形，次辨色脉，次辨寒热，次辨虚实，虚实既定，虽杂症百出，可一以贯之。如专科中有咽喉一门，喉科中复有白喉一证，白喉中又分时疫、痨症、虚寒、蛾风转变四症。业是科者，非株守“喉风无非热症”、“白喉无非时疫”二语，即拘执“白属寒”三字之说，胶于偏见，有识者所不许也。况喉症病状繁多，治法各别，如有粒是癀，可刺破则愈；状如红疥紫色形者为喉疔，不可刺破，误刺立死；状如红疔而硬者为蛾；口内成粒白者为白癀；舌下吐出似舌者是重舌；喉内成粒平头者是单蛾，二粒平头者是双蛾；红甚项颈匝肿为锁喉疯；齿龈成粒如菰是番花；口内成窟是疡。各有病名，即各有主治。爰将各证条分缕析，一寒一热，举以为对，又分轻重、气血、虚实、表里，辨症最详最悉，阅者宜留心详审焉。

辨经络

考人身十二经中，惟足太阳主表，别下项，余皆内循咽喉，尽得以病之。而其中足太阴之脉，上膈挟咽，连舌本，散舌下；足少阴之脉，循喉咙，挟舌本；足厥阴之脉，循喉咙，上入颃颡[①]，下络舌本。凡咽喉病，两关及左尺脉，多沉数有力。以此观之，病属足三阴经明矣。但咽为胃之系，喉为肺之系，肺胃之气，皆直透咽喉。其病虽属足三阴，而其证总不离乎肺与胃。

辨初起病症

凡喉症初起，预先必作寒发热，喉内或微痛、或不痛，甚则头痛烦渴，大便秘结，小便赤涩。切勿认作伤寒症。

按：凡疮毒重者，初起无不作寒发热，不徒喉症为然也。此时症状未明，最难体认。

辨面色

额心，鼻脾，左颊肝，右颊肺，颧肾，面上之部位可察也。肝青，肺白，心赤，脾黄，肾黑，面上之五色可察也。部位察其相生相克，五色察其有神无神。大抵外感不妨滞浊，久病忌呈鲜妍，唯黄色见面目，既不枯槁，又不浮泽，为欲愈之候。此凡病皆然，不独喉证，但须证脉合参，不可拘泥。

辨脉法

热证，脉主浮。浮细而数为风热，其热轻。浮洪而数，按之有力，为实火，其热重。按之无力，乃是假热。若沉数而弦长，胃气绝矣，不治；寒证，脉主紧。浮数而紧为风寒，其寒轻。沉细而迟紧，重按不见，为虚寒，其寒重。迟缓而紧，按之有神，其寒在表里之间。若浮数而弦紧，按之不拘有力无力，不治。

---

① 颃颡：指咽后壁上的后鼻道。

辨寒热

辨证宜相天时，度地势，审人事。大约夏秋多热，春冬多寒，住平洋者多热，住深山者多寒；体强者多热，体弱者多寒；好酒者多热，好色者多寒；少壮者多热，年老者多寒。此其大较也。

辨喉色寒热

热证，满喉皆红色，或红丝；寒证，满喉皆淡红色，或淡红丝。红色者重，红丝者轻；淡红色者重，淡红丝者轻。

辨舌苔寒热

舌乃心之苗。凡病热证，舌苔或黄或黑。燥者是实热，润者是假热。寒证舌苔必白，或间黄黑。润者寒重，燥者寒轻。

辨唇鼻目寒热

唇乃脾之应。热证唇红，润者热轻，燥者热重；寒证唇白，燥者寒轻，润者寒重。鼻孔乃肺之窍，干燥，肺有热也。流清涕，肺有寒也。然有火燥肺而鼻孔燥者，有肺气将绝而鼻孔燥者，有脾火伏而唇燥者，有胃气不升而唇燥者，有伤食而唇燥者，有胃气将绝而唇燥者，俱宜详审。至目则察其畏风与否、畏火与否而已。

辨小便寒热

热证，小便必赤。赤而热者是实热，赤而不热，且长而多者是假热。若清长的是寒证矣。

辨肿痛寒热

热证必肿，寒证不肿，喉内反大而空，亦有虚肿者。热证必痛，痛无止息。寒证不甚痛，或时痛时止。

辨风涎寒热

热证有风涎。风涎少者轻，风涎多者重，寒证则断无风涎。如系风寒，亦有风涎，但较清冷耳。

辨饮食寒热

凡热证，畏热、畏辣；寒证，不畏热、不畏辣。可用生姜汤试之。热证，饮食喜冷恶热；寒证，饮食喜热恶冷。热证，饮水不甚痛，吃饭则痛；寒证，饮水痛，吃饭不甚痛。热证必渴，喜饮水，喜温者轻，喜冷者重；寒证不渴，虽渴不多饮水，喜温者轻，喜极热者重。热证不思食，亦不能食；寒证能食，而不甚思食。

辨气血寒热

上午痛者属气分，下午痛者属血分。气分，实热、风热、风寒等证，俱痛无止息。虚寒上午痛，必至下午方减。血分不拘寒热，下午痛必至交子时方减。

辨头痛寒热

凡喉症，头痛不止者，属外感表证也。乍痛乍止者，属内伤里证也。偏头痛者，左属风与血虚，右属痰热与气虚。

辨白喉寒热

喉间起白如腐，为害甚速。郑梅涧云：此即白缠喉风症。如初起脉洪数，或沉数有力，其候恶寒发热，头痛背胀，遍身骨节疼痛，舌微硬，有黄苔，喉内或极痛，或微痛，或不痛而喉内微硬，此时疫白喉症也；如初起脉沉细而数，或发热，或不发热，其候咽痛而水米难下，渐至朽烂，形容枯槁，此肺痨白喉症也；如初起脉沉迟无力，其候不恶寒发热，惟喉内起白皮，或白块，随落随长，此虚寒白喉症也；如初起脉浮数有力，其候咽喉疼痛，或两边或一边，红肿如乳头，是即双单蛾，治之不善，即变为白，此蛾风白喉症也。此外，如白点在外关小舌旁者多属热，在内关小舌内边者多属寒。热症，白点必干涩；寒症，白点必明润；实热症，其白由外而内；虚寒症，其白自内而外。热证，白块浮于肉上起凸；寒症，白块陷于肉内，凹而不凸。热症忌满喉白、满喉肿，满喉肿者必闭死；寒症不忌肿，并不忌满喉白，只忌失音动痰。若失音动痰，则不救矣。近见有好奇之辈，一遇此症，即用象牙片于喉中妄刮其白，是益伤其喉，更速其死，岂不哀哉？

此症俗言红者为热，不知红亦有寒。如脉沉而无力，舌苔白滑，而色暗淡，二便如常，目瞑倦卧，声低息短，少气懒言，身重恶寒，身虽发热，按至肌肉，不甚烙手。此系外邪挟水而动，以致阳盛于外，阴盛于内，非大剂温补不为功。

又言白者为寒，急宜温补，仰思此等凶恶之症，不必拘论其外著之色，但当细察其内蕴之火。如脉沉而有力，二便短涩，舌苔纯黄，虽未遽形枯燥，而爬之有刺，甚或张目不眠，声音响亮，口臭气粗，身轻恶热。此系外邪挟火而动，宜急用大下之药以救之。

辨西法白喉有三种

白喉症，博医会谓之痔喉，东医谓由实扶的里菌与酿脓性连锁状球菌混合传染而起。潜伏期二日至七日，发生之症候，由其部位分咽头实扶的里、喉头实扶的里及鼻嗓实扶的里[①]三种。

一、咽头实扶的里

咽头部疼痛，咽头黏膜肿胀、发赤，扁桃腺肿大，沉着污秽灰白色之被膜或斑纹，颇难除之。左右之颚下淋巴腺肿胀，压之则其质硬固，发疼痛。其持续约数日乃至二周。

此咽头症状，依其程度轻重分为四种：(一)腺窝性咽头实扶的里：一侧或两侧扁桃腺之腺窝，被以黄色或灰白色之沉着物，以镜检之，则见实扶的里菌。(二)纤维素性咽头实扶的里：扁桃腺、软口盖弓分泌纤维素性渗出物，不易剥离。(三)坏死性咽头实扶的里：其症最重，扁桃腺、软口盖弓陷于坏死，呈暗黑色。(四)腐败性咽头实扶的里：呈全身败血症状，咽头见广大之坏疽性崩坏。

二、喉头实扶的里

以喉头部沉着纤维素性义膜为特征，多续发于咽头实扶的里。患儿发本病特有之格鲁布性咳[②]，呼吸促迫且困难。格鲁布性咳有犬吠样之性状，吸息似吹笛样，或曳锯样。疾病渐进，则呼吸促迫益剧，心窝部、喉头窝、肋间呈吸息的陷凹。颜面苍白，声音嘶嗄，四肢紫蓝色，心脏扩张，右心室最甚，颈静脉怒张。本症之持续，约一日乃至五日，咽头以次狭小，渐渐因窒塞

① 咽头实扶的里、喉头实扶的里及鼻嗓实扶的里：即现代医学的咽白喉、喉白喉和鼻白喉。

② 格鲁布性咳：原书西医病名的译音。

而死。病延及气管支时，尤易窒息。

三、鼻腔实扶的里

常并发于咽头实扶的里。鼻粘膜肿胀潮红，分泌旺盛，流出脓样或血样之鼻汁。鼻腔闭塞，声音带鼻声，鼻腔粘膜往往呈坏疽性变状，分泌物带血，或带恶臭。

热候以恶寒或一回之战栗，而始达于三十九度或三十九度以上，脉搏频数。在喉头实扶的里之重者，患儿之全身症状尤为重笃，往往以窒息而死。鼻腔实扶的里、腐败性咽头实扶的里，亦有重笃之全身腐败症状，脉搏微弱，频数且不整，终以全身衰脱及心脏麻痹而死。

辨白喉之染受

多起于小儿，然发于大人者亦多。其发生也，或为散在性，或为流行性，有时直接于患者而传染，有时由他人之媒介而来。又有由无生活物体之媒介，及最小之距离，由空气而传播者，多雾湿润之气候，传染尤易。

辨白喉之病状

本病因白喉菌侵入咽头、喉头、气管等粘膜而发生。初起该粘膜生白色之斑点，周围红肿，谈话、咽物时觉疼痛，头部运动之时，疼痛尤甚。故患者常倾其颈部及头部于侧方，以支持之。是时按下颚角后部，则见一侧或两侧之颚下淋巴腺肿胀。口腔粘膜分泌亦旺盛，患者频频为咽下作用而每起疼痛，扁桃腺显著肿胀，鼻咽腔狭隘。若细菌泄出之毒质，吸收于全身，则现发热疲倦、头痛、食欲不振等状。咽头之白点，渐渐增大，变为污秽灰白色之膜，于是即非咽物时，咽头亦觉痛，唾液增多，声音变调。白膜更增大时，咽头之两侧悉被掩没，更渐进而波及口盖、悬壅垂、喉头、鼻腔等处矣。

白喉症，小儿最多。故小儿忽然发热而啼泣时，宜先检查其喉头，否则不知其为危险之白喉，不早施适当之疗法，以致不救。

咽头之症状，轻症与重症相差远甚。轻症只红肿，并不生白膜；重症则咽头往往溃烂，发病后，多三四日即死。

白喉轻症，体温渐渐下降；重症则高热不退，往往升至摄氏表四十一度以上，或体温急速下降则死。更有咽头症状甚剧，而不发热，亦不良之兆也。

白喉人之皮肤，往往发生红斑。

辨白喉之合并症及后发症

当患白喉之际，有并发肾脏炎者，以镜检之，则于曲细尿管之上皮细胞中见脂肪变性。此皆由细菌毒素之分泌，故转为慢性肾脏炎，甚至有因此而罹于死亡者。故病初起，即宜留意食物，宜将牛乳粥等流动物与之。且患白喉后，易起麻痹，实为可虑之症。例如饮乳不能咽下，自鼻流出，或作干咳，或言语带鼻声，或手足麻痹，甚至有发心脏麻痹而死者。故卧病之时，固宜守静，即病愈之后，亦不可不谨慎其身，勿使动摇。

心脏之麻痹，大抵因白喉菌之病性产物之作用所致，无论升热极微，脉搏多微细频，且多不整，间或起突然之心脏症而死。

肺脏之纤维素性炎，于治愈后，其症多尚存，此后或渐消退，或终至于死。故本症之一部，亦可谓后发症。

辨白喉之预防法

预防之法：当流行时，不可接近有咳嗽小儿之旁。普通玩具宜禁止贷借，倘家人有患者，宜别居，或送入医院。无病之小儿，即行预防的血清注射。有患咳之小儿，虽医师证明其感冒，亦宜隔离他室，因其初虽似感冒，其后往往成白喉。虽甚精于医者，初次鉴别，亦颇困难。平素易罹咽喉病之人，尤易感染，宜用含漱剂及其他诸治疗法，以除其咽喉之炎。

辨白喉之养生法

患白喉之病人，宜安卧静养，速行血清注射，确能奏效。颈部罨[①]以湿布，或置冰其上。又宜行吸入法，重者切开气管后，尤宜时时行吸入法，且宜使室内空气清洁，不使干燥，此切要之事也。又气管切开后，禁止讲话，宜将湿纱布盖住管口，不使空气直接入气管之内，又且时时清洁其口中。

附白喉之气管切开术

白喉至呼吸困苦时，喉头、气管亦生伪膜，其中粘膜组织肿大，气管因之狭小。此时病人受白喉病毒之外，又加肺中气体郁积，出入不能流畅，遂发碳酸中毒而至于死。欲救此危险，非施此气管切开术，无他法也。气管切开术者，于气管上部开一孔，将金属所制之管，插入其间，使其营呼吸也。倘不

---

① 罨：覆盖。

失机会，施行此气管切开术，则呼吸即时通畅，颜色改良，脉搏亦佳，苦闷不安之症候立时消失，身体便稳静如常。若从此孔以营呼吸，经若干日，迨疾病次第轻快，可拔出此管，闭其切开之孔，创口渐渐可愈，呼吸即依旧流通无障碍矣。施行此术时，将管插入气管后，必须一人监视，谨防病人自以手拔出此管。又气管切开后，有起气管支炎进而起肺炎者，不可不注意。

辨咽喉之坏症

咽喉症，或胸前胀急，或咽痛音哑，或唇翻鼻扇，或烦躁神昏，或针少商穴无血，或出气喘促、四肢厥冷，或证脉相反、二便秘结，或面黑头汗、鼻息闭塞，或咽喉肿烂、干痛无涎，或潮热往来、时发谵语，或面青唇白、鼻流冷涕，或心胸紧满、吐痰不出，或舌卷胸红、面赤浮肿、两目斜视，或眼直口开、气出无收、两手垂散，或虚阳上攻、腰冷痛痒不知、口中痰多唇黑，或妇人产前咽喉肿痛难忍，心头疼胀，脉浮。此皆难治之证。

辨白喉之坏症

白喉症，或音哑无声，或白块自落，或咽干无涎，或天庭暗黑，或两目直视，或唇面俱青，或角弓反张，或痰壅气喘，或汗出如浆，或药不能下，或七日满白不退，或服药大便不通，或未服药大便泻，或大便连泻不止，或颌下发肿不消，或服药呕吐不止。此皆难治之症。

锡璜按：近岁喉疫盛行，各处医学家多以为由罂粟榨油，服之日久，多发白喉，其人家禁用此种油者，恒得免焉。罂粟子有毒，为发喉症之原因，按之实验，亦恒有之。近考马小琴论喉云：喉科治法，古今陡异，历稽古籍，多主表散。夫风火偶郁，重楼[1]受灼，表散亦是。究之，世界日新，风气递变，机轮车厂悉藉煤力，而煤气氤氲，羼杂空气中，入人口鼻。辛烈之毒，销烁肺阴，五志之伤，乘隙益僭。斯时若不急谋救阴，折其烈焰，不待旦夕，如火燎原，由红而白，由白而腐，化源内竭，真阴无存，大命宁有不倾者哉？故今之治喉症者，第一须变通古法。内地虽空气较净，而煤油无处不到，亦受毒之根原也。燥烈之毒，无可伦比，尤投以香燥表散诸药，失之远矣。近人之《白喉捷要》及《疫痧草》治喉，风行一时，诚为有见。

---

① 重楼：道教称气管为重楼。

新订奇验喉证明辨卷二

闽中同安吴锡璜黼堂氏删补
万县江楚堂鉴定
严江寄湘渔父搜辑

用药类

用药总括

人之一身，百病皆可致危，而咽喉之病，尤易致危。咽喉中有白喉一证，尤危之危者，不炊黍间，毙可立待。虽居近良医之门，旋发旋治，犹若恨晚，而林荒山僻之境，更可知已。兹于辨证之后，采集用药经验各方法，条分缕晰，了如指掌，俾人人挟是书以防患于未然。微特林荒山僻之境，不能入市问药者，不啻家有一医，即居近医者之门，而既有此用药经验之书，亦较愈于踵其门而求试，其万有一效之技者矣。

宣　肺

咽喉证，无论寒热，总宜宣肺。不宣肺，则热不退，寒必敛。加味甘桔汤、郑氏紫地汤，的是要药。

热　证

热证必先升散，（璜按：升散二字改用疏解。）服升阳解毒汤。（璜按：中有升麻、柴胡，宜去之。）再察其热之重轻投药。轻者，服连翘饮；重者，用清咽利膈汤加减。

寒　证

如风寒必有表热，其证必脉浮恶风，舌苔淡白。此乃表热，宜解表，服败毒散、参苏饮之类。此症近不多见。虚寒无热，唇舌必淡，脉候必濡，纵有热，亦不甚，不必解表，先察其寒之轻重投药，轻则服五积散，重则服温胃汤及附桂理中汤之类。

璜按：五积散，方甚错杂，殊不合用。舒驰远治案方法较纯，案云曾医中寒喉痹，阴火上蒸，津垢结而成块，坚白如骨，横于喉间，痹痛异常。其症恶寒嗜卧，二便不利，舌苔滑而冷，不渴懒言。以上诸症，总属虚寒，何以二便不利？盖为阴寒上逆，喉中清涎，成流而出，津液逆而不降，故二便不利，用生附子驱阴散寒、熟附子助阳温经、桔梗苦以开之、甘草甘以缓之、半夏辛以开之、阿胶以润咽膈。服一剂，喉间白骨即成腐败，而脱去其半，痹痛稍缓，略用糜粥，小便渐长。三四剂而大便行，粪多且溏，十二剂而病痊愈。

舒驰远辨咽疮寒热云：虚寒实火，何以辨之？凡虚寒者，不赤不热，略可硬饭，而饮水咽津则痛甚；实火痛者，赤热而肿，饮水吞津不甚痛，而饭则粒糁不能下。

热盛阳虚

邪热既盛，而真阳复虚之证，其脉浮紧而濡，下之则恐亡阳，不下则邪热复炽。此中秘窍，人多莫识，宜附子泻心汤，寒热并用，斯为有制之兵。

慎用表药

表药不过暂藉宣发内邪，使无遏抑。原不宜过用，须审的证候，或凉或温，急宜转方。盖表药多辛窜，过用不但耗散真气，且虚者必至气壅。至咽喉干燥者，尤不可用表药发汗。此由足三阴精血虚少，不能上滋，若误汗之，命将难全。

热证过服凉药

热症尚轻，过服大黄、黄连而病愈加者，急宜转服荆防败毒散加升麻，迟则恐邪陷不得出也。若因寒凉伤胃，则必重用附术，方克奏效。

寒证过服热药

寒证尚轻，过服姜桂而见燥症者，不必用凉剂解，择黄土地掘下三尺深，取黄土，用水搅浊，煎服数碗，再审何证，斟酌用药。若系虚寒误服硝黄者，其见证与实火无异，舌苔或黄而黑，唇或干而燥，但润而不渴耳，非用煨生附子莫治。法以生附子一枚用黄土调湿，裹置火内，煨至土干，取出煎服。如无生附子，用熟附子片二三两煎服亦可。

解误药

热证过服表剂者，虽不愈，尚不死；误服补剂者，不急解，断难生。虚寒证过服表剂，虽不死，必增剧；误服下药者，不急解，必立毙。解之之法：热证误服表散温补者，用生绿豆三四两研细末，冷水调服；虚寒证误服表散寒凉者，用蜜炙附片一二两噙咽其汁，再酌用寒热对症饮散煎出，令患者先吃大米粥一碗，然后服药，则误服之剂即解除矣。

旁取法

凡喉证势来猛急，药力难敌，须急用旁取之法，以分其势。如喉肿宜刺血，喉风宜吐痰，喉痈宜放脓，乳蛾宜针破。此皆古法，寓有精意。

用药次第

喉证初宜疏风解毒，继则滋水养阴，若元气渐虚，急顾脾胃，否则真气亏败，势难挽矣。

用药口诀

喉证用药，多有秘授口诀。如汤剂宜用开水泡蒸，不宜用火熬煎；吹噙药宜置日中晒研，不宜用火烘焙；外敷药宜取生质捣研，不宜另加炮制。

药不须忌

喉科专家传授，各有忌药。有忌升麻者，有忌细辛者，有忌麻黄者，有忌白术、地黄者，更有全忌表药者，种种恶习，深可慨叹。夫证有必用，虽砒霜皆要药。证不可用，虽参、茸皆毒药。若舍证而言药，何药不忌。

白喉四证

白喉用药，须先辨明时疫、痨证、虚寒、蛾风转变四证。如由火毒内盛而发白者，此为疫证白喉。如由蛾风治之不善，久而变白者，此为风证白喉。如初起无恶寒发热，喉内起白皮，随落随长者，此为虚寒白喉。如由真阴亏损，虚火烁金，咽喉久而成白者，此为痨证白喉。疫证杀人最速，且多传染，宜急治之。风证证异治同，宜败毒去风清火。表不治补死泻危，专用吹药，或恃针灸，均危。虚寒宜桂附，痨证宜熟地，误危。别有喉痈，治同疫证。

白喉兼证

白喉或寒或热，必兼感杂证，若万难兼理，只治白喉，不理杂病，而杂病自愈，何也？病未有不相因也。或白喉已愈而杂证未愈，或白喉已愈而杂病又生，则在医者变而通之，神而明之也。

白喉传染

白喉不无传染，然未必因热证传染者，即为热证，而用凉药。因寒证传染者，即为寒证，而用热药。当视人禀受之强弱、气血之虚实下药，庶无刺谬。

白喉误死

白喉非死证也，惟用药者，止知有热证，而不知有寒证，或知有寒证，而不知有热证。以故白喉之死，非死于附、桂，即死于硝、黄，是误于“时疫”二字者半，拘于“白属寒”之一说者半，甚矣！证之宜审，用药之宜慎也。

服药后禁忌

凡服药后切忌风吹，并忌一切酒肉油腻辛辣之物，愈后犹须禁忌两旬或一月。服药时，蔬菜中忌食莱菔，愈后不忌。

白喉疗法之特效

佩林舜氏血清为白喉之特效药，近世医学家殆无不宗之。此血清多注射于乳房下，或上腿前面外方之皮下。注射之量，由患者年龄及疾病之轻重而异。今概言之如下：

二岁以下之小儿，发病后未过二三日，局部之变化尚不甚，且不呈坏疽性崩坏者，大抵用六百免疫单位。（璜按：此指药力而言。）局部之症状已增进，且呈坏疽性者，宜用千单位。患儿年龄已越二岁，而局部症状尚未甚时，亦用千免疫单位；病期已久，从而起喉头狭窄，声音嘶嗄，病势尚增进不已者，则注射二千免疫单位。病性顽固，炎性尚增进者，则于次日注射千免疫单位。按：单位即敌毒力之名称。

血清注射后，全身或发生红斑，或筋肉关节酸痛，或发现血尿及排泄蛋白尿，然不久自愈，无须介意。病人宜时时用下方之漱口药水漱口，以杀灭口腔内之微生物，不使蔓延过速。如用3％chlorkclilos500.0，3％盐剥水

500.0。

上漱口,用精制棉花浸湿下方之药水,每日三次,涂于咽头,效力尤佳。

Menthol10.0,薄荷脑 10.0,Tolnol36.0,托鲁尔 36.0,Alkohl60.0,纯酒精60.0,Liq.Ferri sesquiehlor4.0,过盐化铁液 4.0。

血清之本性

血清疗法效力之最确者为白喉,今日罹白喉者概用之。然于血清之本性尚未十分明了,试略述之。白喉血清者,乃用白喉菌之毒素注射于马之皮下,隔五日或七日为第二次注射,所用毒素之量加倍于第一次。如是重复注射之,至三四个月之后,能注射极多量之毒素,而马安之若素。因此时该马血中已有极强力之抗毒素,能抵抗极强力之白喉毒素故也。于是采取马血,使之徐徐凝结,其浮于上面之淡黄色浆液即白喉血清也,因其有强有力之抗毒素,故用以注入患白喉之人身内,以抵抗白喉毒,即可以免其疫而除其病。由此类推,赤痢血清用赤痢菌毒[①]素,肺炎血清用肺炎菌毒素,小肠坏血清用小肠坏菌毒素。各种血清绝不相同,赤痢血清不能治白喉,肺炎血清不能治小肠坏,因其制造各种血清之原料,乃各菌之毒素或菌体,绝不相同故也。

血清之用法

血清疗法,皆用注射法,世人尽知,而用量有不能尽知者。白喉注射血清,愈多愈妙,盖毒素在体中能害人,抗毒素在体中不能害人。用少量血清,恐不足以反抗毒素,其有余之毒素,仍能在体中为害,去疾莫如尽,宁可多用血清,使之足以抗毒而有余,庶几可无后患。每见治白喉医师,注射血清量之不足,愈而后发,或白喉虽愈,而余毒攻心,猝然变症者,故与其少用使毒素有余,宁可多用,使抗毒素有余,为稳健之策。病人、医师皆当切记,不可因循,此不但白喉血清为然,各种血清疗法皆如此也。注射时机愈速愈妙,盖白喉初起,其喉间细菌产出之毒素,分量固少,又正在游行血中,无所归附,此时抗毒素逢之容易鏖灭,如流贼易破也。迨毒素与身体细胞相附丽[②],即难为力,如盗贼得城堡有依据也。附丽疏缓者,多量抗毒素尚能剥夺之。若勾结巩固,虽重兵无所用之,故白喉末期注射血清,往往不能救,正谓此也。

---

① 毒:原作“素”,据文义改。

② 附丽:依附、附着。

按：马小琴云西医以血清治白喉症，捷于影响。寻常之喉，注射亦有小效，倘滥施于双蛾、缠风、夺食、单双咽、单双松子、坐子、坐舌莲花等症，无有不败事者。夫喉症多端，病名不下数十种，倘仅括于白喉门中，则名目不清，焉能治病？故知此乃专科，非有屡试屡验之秘方不可也。本集治法，均有正方、秘传方法，今附于下方。

看证防护

看证，日间令病人向光明处正坐，医者左手按发际，右手持箸，按住舌心，细看喉咙两边是何证，看的再拟方用药。晚间则用两油纸燃，一照脑后，一照口前，方看得明的。医者亦须自防护，不可空腹入病家看证，须先饱食，或饮雄黄酒一杯，或食蒜一二瓣，即不传染。

附用针法

喉风诸证，皆由肺胃脏腑深受风邪郁热，风火相搏，致气血闭涩凝滞，不能流行。而风痰得以上攻，结成种种热毒，非用针法开导经络以助药力，难期速效。如紧喉风、缠喉风、喉闭、乳蛾、喉痈、时疫白喉等证，宜先从少商、少冲、合谷三穴，男左女右，各依针法刺之，以出恶血；次用蒜泥拔毒散，敷经渠穴以泄毒水。如服药不退，心中恶逆，精神困惫，昏迷不醒，语言不清，疼痛难忍者，再于舌根底下，两边青筋上，轻轻刺之，深以半分许为度，俟放出恶血，随用凉水漱净。其舌底下当中直连上下，青筋上切不可刺，若误刺伤筋，血出不止，立死无救，慎之慎之！再考人神所在，忌用针刀。如每月初五日，人神在口，忌针上腭痈、双单蛾、喉疔舌根下；初六日，人神在手，忌刺少商、少冲、合谷诸穴；十五日，人神在遍身，无论何证何穴，均不宜针刺。此外，如乙日人神在喉，巳日人神在手，戌日在咽喉，亥日在项，卯时在面，辰时在口项，俱忌用针刀，不可妄施，误人性命。所有用针各穴道，另绘图列后，阅者宜留心而熟玩焉。

附制针法

制针，须用马口久衔环铁，剪去两头，取中间挨舌、挨齿一段，以马属午，午属火，火克金，取克制能解铁毒之义也。其煅炼之法：将铁煅红锤炼，冷后，再煅再炼，去尽铁屑，专取精华，照后图式制炼。长若五六寸，一头圆尖，一头三棱尖，用蟾酥涂针上，复入火中微煅，勿令红取起。复照前涂蟾酥，煅炼三次，乘热插入腊肉皮之里，肉之外将后煮针药，用水三碗煎沸，以针连肉纳于水内，煮至水干，倾入清水中。待冷将针取出，于黄土中插百余下，俾去火毒。再用细磨石磨光，随用松子油涂之，以洁布揩净。须常近人气，方不起锈，若以真金银制针，用之更妙。其针式及煮针药，另绘图列方于后。

煮针药方

真磁石一两，俗名吸铁石，将石用手掌擦热，距铁针一二分远引之，针即摇动者良。能引诸药入铁内，乃炼医针要药　真沉香五钱，上有鹧鸪斑点者名黄沉，如牛角黑色者名黑沉，试之沉水，嗅之无香，以水磨汁含口内，满口皆香者真　胆矾二钱，圆扁如鸭嘴，外面微白，中透亮如蓝色玻璃，磨铁作铜色者真，市人多以醋柔青矾伪之　穿山甲三钱　明朱砂三钱　当归尾三钱　川芎三钱　没药三钱　郁金三钱　细辛三钱　甘草节五钱　石斛一钱　麝香五分

上药可煮针十枚，如针少，药分两照，针数减之。

附针式图

针

针长五六寸，一头圆尖，一头三棱尖，照式制炼。

附用针穴图

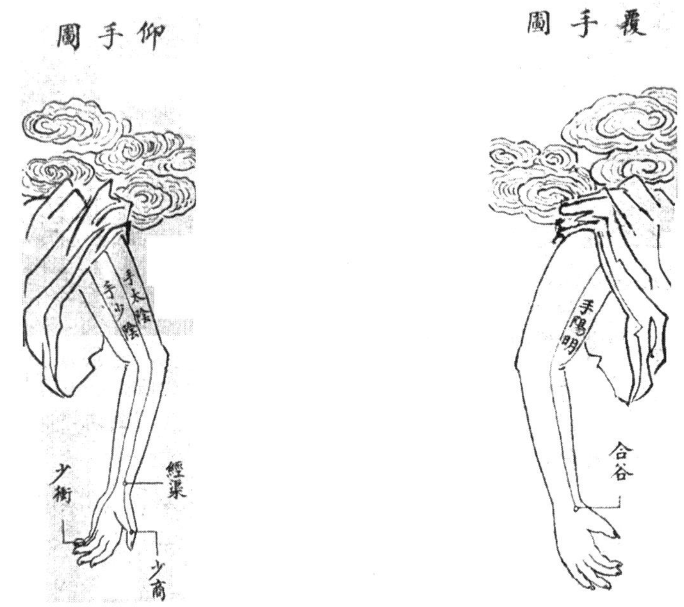

考经渠在手腕寸脉后陷窝中，少商在手大指内侧端、去指甲角一韭叶许，少冲在手小指内侧端、去指甲角一韭叶许，三穴均属肺经。合谷在手大指次指歧骨间陷中，属大肠经。此四穴是治喉证针刺要穴，余勿妄针。

新订奇验喉证明辨卷三

闽中同安吴锡璜黼堂氏删补
万县江楚堂鉴定
严江寄湘渔父搜辑

证治类

证治总括

咽喉生于肺胃之上。咽居喉后，能咽物，应乎地气，主通利水谷，为胃之系，乃胃气之通道也。长一尺六寸，重六两，属脾土，其变动为湿，湿则肿而胀；喉居咽前，中间空，应乎天气，主气息出入，为肺之系，乃肺气之通道也。内九节，长一尺六寸，重十二两，属肺金。其变动为燥，燥则塞而闭。咽喉虽称并行，其实异用也。人身惟此二关最为紧要，气之呼吸，食之升降，而人命之存亡系焉。凡咽喉之病，挟热者十之六七，挟寒者十之二三，而风寒包火者则十之八九。古人开手一方，只用甘草、桔梗，《三因方》加以荆芥，其他牛蒡子、薄荷、贝母、黄连之类，皆出后人增入。可见咽喉之病，不便轻用寒凉清降之剂，而专主开发升散者，所谓"结者开之，火郁发之"是已。及其火势极盛，则清剂方施，热结下焦，而攻法始用，非得已也。方书杂称咽喉病有三十六证，命名各殊，治法亦异，眩人心目。兹特详加订正，不遗不赘，并集时医治白喉方法，择其平善至效者，次于各证之后。诚以咽喉关要之地，命如悬缕，学者宜尽心焉。

喉　痹

凡喉间肿痛，统名之曰喉痹。经云一阴一阳结，谓之喉痹。王太仆云：一阴者手少阴心，一阳者手少阳三焦也。心为君火，三焦为相火，二火冲击，咽喉痹痛，法当散之清之。古人通用甘桔汤、加味甘桔汤，郑氏通用紫地汤加减。然有虚火实火之分，不可不审，故下条先列紧喉、慢喉二证，一虚一实，以为各证准绳。

璜按：先严筠谷公秘授云：痹者，闭也。手足厥冷气闭，命悬顷刻，一时乏药可治，或有药而不得进者，急将两臂以手勒数十次，取油发绳扎大拇指，以针刺指甲边，血滴下，其喉即解。男左女右，重者两手齐针。

又方：用鸭嘴胆矾，研极细，以酽醋调灌，吐出胶痰，立愈。

紧喉风

紧喉风，脉浮数有力，实火实证也。由膏粱厚味太过，致肺胃积热，复受风邪，风热相搏，上壅咽喉。肿痛暴发，甚则风痰壅塞，汤水不下，声音难出。治法：先用三棱针刺少商穴，出恶血，以泻其热。痰盛者，用桐油饯导吐痰涎，吐后，以甘草汤漱之，随用清茶送服雄黄解毒丸五六丸。再以辛乌散加摩风膏，内噙外敷，吹回生丹、白降雪散。俟关开后，热轻者，内服加味甘桔汤，兼用紫地汤，加银花、黄芩、连翘清散之；热重者，用清咽利膈汤加减治之。考少商穴，系手太阴肺经所属，在手大指内侧去指甲角旁韭叶宽便是。

按：此证余家传秘方：取蜒蝣入瓶，加乌梅肉压之，即化为水。遇患时，取滴喉间少许即愈。如无现成收好者，即取蜒蝣一条，将乌梅一个去核，包蜒蝣在内，扎定，含口中，其水流至喉间，立愈。

又方：枯矾一钱，百草霜二分，须釜脐内者佳，同研极细，用管收之，呕吐胶涎立效。

又方：腊月八日取雄猪胆装入白矾末，阴干研末，次年腊月八日再取猪胆入前猪胆末，如此三次。遇患者用一二分吹之。凡单乳蛾、喉癣、喉痈肿痛，吐咽不下，命在须臾者皆效。

慢喉风

慢喉风，脉沉迟无力，虚火虚证也。由平素体虚，更兼暴怒，或过食五辛，或忧虑太过，以致脾气不能中护，虚火易至上炎。其发缓，其色淡，其肿微，其咽干，舌见滑白苔，溺清便利，饮食减少，唇如矾石。午前痛甚者属阳虚，宜四君子汤加清凉，如麦冬、玄参、桔梗、牛蒡子之类；午后痛甚者属阴虚，宜四物汤，倍生地，加桔梗、玄参之类。不效，用少阴甘桔汤宣达之；不效，用加减八味汤加牛膝主之。有虚热，六味地黄汤主之。俱兼用冰蓬散一钱，加灯草煅灰存性三分吹之。

缠喉风

缠喉风，脉浮数有力，实热实证也。亦由醇酒厚味太过，至肺胃积热，复受风邪上壅咽喉所致。其候麻痒肿痛，红丝缠绕，声音难出，汤水不下，痰涎壅塞之声，颇似拽锯。初发暴速，急针少商穴出恶血，以泄其热。用桐油饯导吐痰涎，吐后以甘草水漱净，随用清茶送服雄黄解毒丸七丸，并用辛乌散，加摩风膏，内噙外敷，以散其毒。如或肿势达外，绕及颈项头面，红如火光，药力难敌者，用瓷锋于颈项肿处砭出恶血，以鸡子清调乳香末润之。如或口中肿胀紫黑，用银针轻刺出血，以淡盐汤洗之，随吹回生丹、白降雪散。俟关开后，热轻者，内服加味甘桔汤，兼用紫地汤，加银花、黄芩、连翘清散之。热甚者，用清咽利膈汤加减治之。此证虽与紧喉风相似，而病势险恶尤甚，若非吐痰解毒，煎丸并进，刀针砭石，按法施治，鲜克有济。

按：此症先严秘授云：病状热结于喉，肿绕于外，且麻且痒，急用牵牛鼻绳近鼻者，烧灰吹入，甚效。

走马喉风

走马喉风，脉浮数有力，由邪热客于心肺，火炽所致。喉舌之间暴发暴肿，转肿转大，不速治即杀人。急用针点刺出血，以盐汤洗之，吹冰蓬散，外敷救急异功散，内服加味甘桔汤，加银花一二两，兼用紫地汤，加减间服之。若牙关紧急。则用搐鼻散吹鼻中，随以雄黄解毒丸，醋磨七丸灌之，兼用太乙紫金丹，噙咽其汁更佳。此丹治咽喉诸证，无往不神验也。

按：此症余家传秘法，用金地时草、凤尾草、铁钓干草，共舂烂，绞汁，浸醋服。重者，加麝香泡服。

缠舌喉风

缠舌喉风，脉浮数有力。其证硬舌根而烂两旁，此由脾肾火郁所致。急服紫地汤，吹冰硼散，噙太乙紫金丹，缓则不救。烂处须先用甘草水漱洗净，然后吹药。

哑瘴喉风

哑瘴喉风，脉浮数有力。证与紧喉风相类，由肺胃蕴热，积久生痰，外复受风邪，与痰热相搏，壅塞咽膈之上而成。初起咽喉肿痛，汤水难咽，语言不出，牙关紧急，此属险候，急用雄黄解毒丸，水化五六丸，用细竹管将药水吹入鼻孔，直达咽喉。药入作呕，即令吐之，其牙关顿松，咽喉即渐开，先与清米汤饮之，次服清咽利膈汤，噙辛乌散，吹冰硼散，外敷救急异功散。用药不应者险，若唇黑鼻流冷涕者逆。

按：此症即锁喉风、白喉癀之类也。余家传秘法云：初起时猝然哑口，不能言语，未至七日，可用稻根煎水服之作泻，然后以药治之。药用萱壳、莿皮捣烂，浸醋，用布包扎，缚竹箸头，以莿在患处挑破，吐出恶涎癀毒，再用叶下红连根舂，绞汁饮下，粕浸醋含尤妙。此证用醋含，甚拔毒，且防癀毒入腹，惟切不可吞下。

弄舌喉风

弄舌喉风，脉浮数有力，由心脾实火与外寒郁遏凝滞而成。其候咽喉肿痛，痰涎堵塞，音哑言涩，舌出不缩，时时搅动，觉舌胀闷，常欲以手扪之。急针少商穴出血，口噙蟾酥丸，徐咽药汁。若痰涎上涌，不能咽药者，急用桐油饯探吐痰涎，随服清咽利膈汤，吹金锁匙。若喉内起如松子，如鱼鳞状，不堵不塞者，此系虚阳上浮，不宜针刺，急用蜜炙附子片，噙咽其汁即效。郑梅涧云：此即喉风三十六证中之鱼鳞风、松子风证，不可妄用针刀，宜服紫地汤。便秘者，加犀角、木通、玄明粉一钱，兼用辛乌散、冰硼散，相间吹噙勿断，自然获效。

上腭痈

上腭痈，亦名悬痈。生于口中上腭，其脉浮数有力，由心脾二经蕴热而成。形若紫葡萄，舌难伸缩，口难开合，鼻中时流红涕，令人寒热大作。轻者，宜服加味甘桔汤、紫地汤。重者，宜服黄连解毒汤，加桔梗、玄参。均用冰硼散、紫雪散、辛乌散、太乙紫金丹，相间吹噙。或日久肿硬下垂不溃，用针轻轻点破痈头，以盐汤搅净瘀血。若是生在上腭中间，乃七窍相连之处，万勿误用针刀，宜用烧盐散日点四五次，仍吹冰硼散，服加味甘桔汤、紫地汤。此证若过时失治，或口耳鼻中有一处出脓血者，即是毒气上攻头脑，腐穿七窍，必致不救。

锁喉毒

锁喉毒，脉浮数有力，由心与小肠积热，外感风寒，凝结而成。初生于耳前听会穴，形如瘰疬，渐攻咽喉，肿塞疼痛，妨碍饮食。证须速治，宜服牛黄清心丸，开关解热，兼服清咽利膈汤，吹冰硼散，并用太乙紫金丹，内噙外敷，方能成功。考听会穴，系胆经所属，在耳珠下，动脉宛宛中，开口有空侧卧，张口取之即是。

按：此证余家传方，用川乌四钱、生南星三钱、白芷三钱、正蓝田三七二钱、草乌四钱、没药三钱、赤芍三钱、羌活三钱，研末，乌糖醋调敷。

喉　痈

喉痈，脉浮数有力，实热实证也。初起脉洪数有力，自头至胸，皆肿痛异常。口不能张，食不能下，颈前结喉两旁，探之有核，此由足厥阴肝、足阳明胃二经火毒上攻所致。法用生牛膝根煎水服数次，引热下行，再按第二十五条治时疫白喉方法治之，自能见效。

按：喉痈，红肿而痛，无别形状，热极而发重者，寒热头疼，用金丹、十碧丹频吹，煎用犀角地黄汤。吹药见后。

喉　闭

喉闭证，脉浮数有力，由肝肺火盛，复受风寒相搏而成。其候面赤，腮项漫肿，喉中有块如拳，汤水难咽，语言不出。暴起身发寒热，急刺少商穴出血，或针合谷穴以开咽喉。初宜疏散，服荆防败毒散。寒热已退，即酌用清咽利膈汤，兼吹紫雪散，随以姜汁漱口，以宣其热，或用醋漱，以消积血。痰涎壅塞者，桐油饯探吐之。作脓胀痛者，防透咽喉，不可轻针，急用皂角末，吹鼻取嚏，并以皂角末醋调，厚敷项肿处，少顷其肿即破。初肿时，宜用生羊肉片贴之。又有酒毒喉闭，由酒毒蒸于心脾二经，热壅咽喉，喉肿色黄。其人面赤，目睛上视，仍以桐油饯导吐痰涎，内服鼠黏解毒汤，亦用紫雪散吹之。

按：痰涎壅塞喉间，则呼吸不通，每气窒而死，甚危候也。此症西人每用切开术，如未甚者，用马小琴引出毒涎简便法，较之桐油饯尤为便当。小琴云：患喉症，如痰涎壅塞喉际，或肿甚不能吞咽，急用鲜鳝鱼尾，或用筷子一头上扎绵在鳝鱼身上刮取腥涎，探入喉际，引出毒涎，自能进药。

凡喉症喉中热痛，格格难下者，用土牛膝醋漱喉，无不立效。牛膝醋方：取土牛膝根，不拘多少，捣烂，用极好米醋，倾捣烂牛膝中，用单布绞取其汁，时荡喉际，虽垂绝之症，无不立起。如不能自荡，用新笔蘸汁扫其喉际亦好。此为救喉症之第一方。戊子绍兴喉疫大行，用此方活人无算，真可宝贵之良方也。

喉　疳

喉疳证，脉细而数，由肾液久亏，相火上炎，消铄肺金所致。初起微肿微痛，哕涎淡红，觉咽嗌干燥，如毛草常刺喉中，日久肿痛渐增，声哑痰臭，破烂腐衣，叠若虾皮，遂致妨碍饮食，胃气由此渐衰，而虚火益盛。烦躁者，宜知柏地黄汤；吐酸哕涎者，宜清露饮加川连；便燥者，兼服润燥膏；面唇恍白，贪眠懒食者，宜归脾汤加酒炒黄连。肿吹紫雪散；腐吹八宝珍珠散。或可十全一二。

喉　癣

喉癣，右脉浮数，由过食炙煿、药酒、五辛等物，以致热积于胃，胃火熏肺而成。其候咽嗌干燥，初觉时痒，旋生苔藓，色暗不红，燥裂疼痛，时吐臭涎，妨碍饮食，宜服广笔鼠黏汤。未溃吹矾精散，已溃吹清凉散。患者清心寡欲，戒厚味发物，或者十全一二。若失治兼调理不谨，致生霉烂，延漫开大，叠起腐衣，旁生小孔，若蚁蛀蚀之状，多致不救。

按：喉癣，喉生红丝如绞，干燥而痒，阻碍饮食，虚火上炎也。至声哑则不治，痨症多患此。治法：碧丹频吹，清灵膏不时含漱。

附清灵膏方

薄荷三钱　川贝一钱　甘草六分　百草霜六分　冰片三分　玉丹二钱　玄丹八分

共为末，蜜调噙化随唾入。

附金丹方此方可治喉痈

火硝一钱八分　生蒲黄四分　僵蚕一钱　牙皂一钱五分　冰片一分

共为末。

附碧丹方

百草霜半茶匙　玉丹三分　玄丹一厘　甘草灰三茶匙　冰片五厘　薄荷去筋，一钱

共为末。春夏薄荷多玉丹少，秋冬玉丹多薄荷少，欲出痰，加制牙皂少许。喉症初起，金丹不宜多用。碧丹消热消痰，祛风解毒，轻症只用碧丹，重症金、碧合用。初起碧九金一，吹五管后，碧七金三。痰涎上壅时，金六

碧四。

玉丹制法

明矾碎如豆大,入银罐内,木炭火煅,频搅无块为度。再用火硝打碎,投十分之三,再用硼砂打碎,亦投十分之三。少顷再投生矾,再如前投硝硼,如是渐增,直待罐口高发方止。然后驾火烧枯,用瓦覆片时,取出用牛黄少许,水和之,滴丹上,仍入罐烘干。连罐并瓦覆在地上,以纸盖之,再用瓦覆之,过七日收用。

玄丹制法

肥白灯草水润湿透,紧筑笔筒内,两头用湿纸塞之,竹筒亦用水湿之,入灰火煨烟尽,将竹筒放湿火砖上,以碗覆之。待冷剥去竹筒纸灰,取灯草灰用。

乳　蛾

乳蛾,脉浮数有力,实热实证也。有单有双,双者轻,单者重。由肺经积热,受风邪凝结,感时而发生咽喉之旁,状如蚕蛾。其候咽喉红肿,疼痛难以吞咽,或恶寒发热,或不恶寒发热。生于关前者,形色易见,吹药易到,手法易施,则易治;生于关后者,形色难见,吹药难到,手法难施,故难治。初起,切勿妄施针法,宜用捷妙散,吹鼻中,打喷嚏四五次,即消。不效,再按法施治,先以摩风膏少许,入辛乌散,井水调噙,并以鹅翎挑涂蛾上,令患者闭目噙良久,俟满口痰来吐出,再吹赤麟散、冰硼散,外敷救急异功散。轻者,内服紫地汤;重者,兼用清咽利膈汤加减。易见者,脓熟针之;难见者,用鸡翎探吐脓血。若兼痰壅气急声小,探吐不出者险,急针少商穴出紫血,仍吹服前药,缓缓取效。

按:余家传有乳蛾经验方,用山柑仔头切片,不拘多少,煎好米醋,俟冷。每次将山柑仔头二三片,并醋含在口内,少停将山柑仔头取出,再浸醋中,仍将口内所含之醋吞下更妙,不时以此法含之,便消。如出脓,应唾出,俟毒秽尽痊愈。

又方:白颈蚯蚓、马齿苋,二味不拘多少,酌量和舂,用新布包少许,作数包浸冬蜜,每次取一包含于口中,如前法极效。

喉　瘤

喉瘤，脉微数无力，虚证也。由肝肺二经郁热，更兼性躁多言，损气而成。形如圆眼，红丝相裹，或单或双，生于喉旁，不犯不痛。或因醇酒炙煿，或因怒气喊叫，犯之则痛。最忌多言耗神，戒用针刀。宜服加味逍遥散、益气清金汤，点消瘤碧玉散，并用夏枯草、郁金煎水代茶饮，日久自然消退。

喉　疔

喉疔，脉浮数，多生外关小舌旁边，形似靴钉，但差长耳，多由心肺二经火毒所发。先用针轻轻点破疔头，次点冰片散，随用甘桔汤，重加白菊花煎服。盖菊花连根带叶，皆消疔之圣药也。每用四两，加甘草五钱，煎汤顿服，一切疔毒，皆能消散，生汁尤效。

按：喉疔针破甚危险，余家传秘法用胆矾、百草霜、角蜂（烧灰）、白盐为末，吹之则消。无角蜂免用亦可，然究以先期预备为佳。

喉　菌

此证状如浮萍，色紫，生喉旁，忧郁气滞血热使然。吹药先用碧五金一，后用碧三金二，噙清灵膏。方见喉癣。

喉　疮

喉疮，形如粟米，有虚实二证。实证由于风热。初起必作寒热，疮色红黄，右脉浮数有力。此因平昔过食煎炙，热积胸膈，兼新受风邪感触而发。治宜先用辛乌散调噙，导去痰涎。若疮势灌脓，以银针挑破，随用荆芥汤洗之，吹冰片散，服紫地汤。其上腭生疮者，脾热也；舌上生疮者，心热也。治如前法。虚证由于内伤，多因咳嗽吐血之后而发。初起不作寒热，惟内热口渴，两尺脉浮数无力，其疮色白燥不润。此乃真阴亏损，相火上炎，肺金所致。若以六味补水，其水不能骤生。以生脉保肺，而久炎之金，又非参麦能疗。以八味降火，而咽喉之地难受桂附之性。以滋肾丸，互治水火，而水火不能既济，惟急用甘露饮治之，使水火各安其位，得以浚其源而安其流，能导龙归海，俾五行自有相生之象。然后再察色脉，分别治之，或六味或归脾或养荣诸方佐之，自然获奏神效。此证若过时失治，虽有灵丹，亦属无济。

肉　球

肉球，脉如常，生于咽喉之上，舌根之旁，有肉线长五寸余，吐球出，方可饮食。以手轻捻，痛微至心，多是心脾二经郁热所致，用甘桔汤加疏风降火药。每服加麝香二分，再吹以麝香散，肉线自化而愈。若妄用针刀，伤断肉线，即不可救。

表里咽痛

咽痛有表里寒热之分，不可不辨。如感冒风寒在表而兼咽痛者，脉必浮紧，此风火聚于肺也，宜用甘桔汤加荆芥、防风、薄荷、枳壳、牛蒡子之类以散之。若足少阴里证兼咽痛者，以少阴之脉循喉咙挟舌本也，宜分寒热治之。如伤寒传经少阴，口燥舌干而咽痛者，其脉沉细而数，甘桔汤主之，甚则加黄连、玄参、牛蒡之属。如寒邪直中少阴，逼其无根失守之火，浮游于上，以致咽痛者，其脉沉细而迟，必兼下利清谷、手足厥冷诸证，但温其中、治其寒而咽痛自止，宜姜附理中、四逆等汤，加桔梗主之。复有伏气咽痛，此乃非时暴寒，潜伏足少阴经，越旬日而后发，当用辛温以散，半夏桂枝甘草汤主之。更有发汗过当，内损津液而成咽痛者，宜用参芪归术调补元气，收敛汗液而痛自除。总之，咽痛宜通用甘桔汤，加减投治，在表者加散药，在里者分别寒热，加温凉药，无有不效者。

肺绝喉痹

肺绝喉痹，此由喉痹日久，频服清降之药，以致痰涎壅于咽喉，声如拽锯，此肺气将绝之候。证在难治，宜用独参汤加橘红，兼进十全大补汤，早服者可救十中之二三。

经闭喉肿

经闭喉肿，脉微数，由妇女中情郁结，经水不调，壅塞经脉所致，宜用四物汤，加牛膝、茺蔚子、香附、桃仁服之，俾经脉流通，其肿自消。

梅核气

梅核气，脉如常，男妇皆同，喉中如有物，吞不入，吐不出，宜用甘桔汤，加苏梗、橘红、香附、金沸草之类，渐次可愈。

时疫白喉

时疫白喉一证，乃缠喉急痹，至危至险，小孩血气未充，尤易传染。初起脉洪数，或两关左尺沉数而躁，其候恶寒发热，头痛背胀，遍身骨节疼痛，状类伤寒。初无形迹可见，唯舌微硬，有黄苔，颃颡微肿，喉内或极痛，或微痛，或不痛而喉内微硬，与伤寒为异。有随发而白随见者，有至二三日而白始见者，或由白点、白条、白块，渐至满喉皆白，治法皆同。若误投表剂，致毒散涣。或擅用硝黄，诛伐无过。或辨证未明，率投平淡之剂。此为优容养奸，必至病入膏肓。

治法：初起，用葛根、蝉蜕、僵蚕，以散风退热；用牛蒡、连翘、金银花、土茯苓，以消肿败毒；用玄参、地黄、天门冬、麦门冬，以清金生水；用黄芩、黄连、生栀仁、山豆根、生石膏，以泻火救水；用木通、泽泻、车前子，以引热下行。重者，酌加马勃、龙胆草，每日另用生土牛膝根，或于未服药之先，既服药之后，煎水间服。再以万年青捣汁，或服或噙。又每日食生青果十数枚，如无生青果，即用干青果煎水当茶饮。轻者，以除瘟化毒散主之；重者，以神功辟邪散主之。再重者，以神仙活命汤主之。轻者，日服一二剂；重者，日服三四剂。将疫毒由上焦引至下焦，俾从二便而出，二便通利，火毒下行，此为吉兆。若大便闭塞，少加元明粉，便通即去。服药后，喉内或白收紧，或白稀疏，或白微小，或白转黄，此即药之功效。若日服药二三剂而白不退，连服十数剂，而白愈有加，治者当详审病源，细察脉情。或舌苔黄黑，喉燥唇焦，或小便短涩而黄，或大便泻泄带黑，此乃火毒凝结脏腑。病势过重，药力尚轻，应兼服龙虎二仙汤。如或热毒堵塞咽喉，呼吸不通，用雄黄解毒丸五分，口噙以津液，徐徐送下，即通。然究系厉剂，不宜轻用多服，白点退完后，当用清凉之剂收功，以清心涤肺汤主之。日服一剂，二三剂即可撤尽余毒，再服养阴之剂，以养正汤主之。脾胃素弱者，兼服银花四君子汤，总赖以圆机行活法也。

如遇牙关紧闭，不能看证者，以乌梅擦牙即开，不效用开关散。又或初起之时及服药后，咽喉痛不可忍，神疲音哑者，急针少商穴出恶血，用蒜泥拔毒散敷经渠穴出毒水。用秘制青梅干，口噙取津，先吐后咽，再用瓜霜散、白降雪散吹之。如咽喉颈项肿痛，以救急异功散敷之。痰涎壅甚者，用桐油饯频涂喉内导吐其痰，或用辛乌散冷水调噙，均能见效。以上各方法，除痨证白喉、寒证白喉外，凡乳蛾喉痈及喉内肿痛诸证，均可按方依法治之。但药味须视其人之强弱，察其证之轻重，酌量加减耳。按经渠穴系手太阴肺经所属，于手腕寸脉后陷窝处取之便是。又考郑梅涧治白喉，悉用大剂养阴清肺汤，吹青凤散，投之多效，并录以备急用。

蛾风白喉

蛾风白喉，脉浮数有力，由乳蛾治之不善，则气闭不起，日久转变白喉，为祸甚烈。先用生土牛膝根煎服，引热下行，再以治时疫白喉方法治之，或兼用郑氏大剂养阴清肺汤，自可获效。

痨证白喉

痨证白喉，脉沉细而数，按之无力，由阴虚火燥所致，非时疫白喉证也。其候咽喉痛极而水米难下，渐至朽烂，形容枯槁，面目憔悴。宜用郑氏大剂养阴清肺汤，重加生熟二地，兼吹青凤散，不可间断，服至白退痛减方止。若以此证误认为时疫白喉，治以时疫白喉方法，差之毫厘，失之千里矣。

虚寒白喉

虚寒白喉，脉沉迟无力，由秉质素弱，兼感寒邪所致，非时疫白喉证也。初起无恶寒发热，饮食如常，惟唇白面青，精神疲倦，喉内起白皮或白块，随落随长，非附桂不愈。宜多服温胃汤、附桂理中汤，白退自安。若以此证误认为时疫白喉，治以时疫白喉方法，必致不救。

附舌证

凡舌肿木硬，不能转动曰木舌；舌上血脉胀起，状如小舌，曰重舌；舌下浮肿，靠牙根连起数瓣，曰莲花舌。皆由心脾火炽所致，脉多浮数，宜先用水洗去舌上白垢。若有黑点，可于黑点上轻轻针破出血，惟莲花舌只可于左右边瓣上针之，中瓣切勿妄针。盖舌下当中有一筋，直连上下，若误伤筋，立死无救。此数证均宜用辛乌散、冰蓬散，相间吹嗡，内服紫地汤加连翘、黄连。舌疔证，亦由心脾火毒而成。舌上起紫包，如豆坚硬，寒热疼痛应心。初起宜用蟾酥丸含于舌下，随化随咽，或先服三粒，以解内毒。甚者于疔头上针之，内用黄连解毒汤，重加白菊花煎服，兼用紫雪散吹嗡，徐徐咽之。舌衄证，专由心火上炎，致血热妄行。其候舌上生孔如针尖，血出不止。热甚孔色紫黑，须防腐烂，宜服清热解毒汤，倍生地加犀角，或用甘桔汤，重加生地、丹皮，兼吹凉心散、冰片散。帝中风证，即俗名小舌风。此亦由心脾火炽所致，初起多痰，小舌红肿作痛，不能饮食，日久渐长大出来，甚有长出寸许，拦腰烂去半截,或小舌全行烂去者,虽属恶证,仍为无害。治法:先用辛乌散、冰硼散相间吹噙,内服紫地汤,忌用针刀。如日久小舌黑烂者,回生丹不宜用,当以真功丹,去牙硝吹之。或圣功丹相间互用。至于水剂,仍以紫地汤加减出入投治,不可拘执呆方也。

连珠疳

舌下生水泡,初一枚,渐至七八枚,名连珠疳。敷方用兰草为君,黄连、黄柏为末掺之。

口　菌

口菌生牙龈上,形如菌,紫黑色,火盛血郁气滞也。心火炽,生舌上,用前掺方。

又方:用醋漱口,茄母蒂烧灰,盐醋调,频搽。

小舌生红泡

蛇床子二两,罐内烧烟,吸之立消。

舌　麻

血虚舌麻霍乱证,亦有舌麻而冷者,火与痰居多,宜审因施治。

重　舌

生在口内大舌下,较舌为小,如舌一样,大舌渐短,重舌渐长,疼痛难忍,言语不明。用利刀在小舌旁刮破,血出尽,即缩如故。用白盐、冰片、朱砂等分为末掺之。

一方:不用刮破,以硼砂末蘸生姜片揩之,少时即消。

舌下生小舌一名子舌,火与痰也。桑皮、僵蚕、发灰,醋调敷舌下。

又方:青矾调水搽之,木舌擦两边,重舌擦小舌,即消,神效。

重舌在舌下一重白者,余家传效方,用生胆矾五分,硼砂、百草霜、青黛、黄柏各一钱,甘蔗粕烧灰,一钱,灯心烧灰,二分。共细末,急时加入牙硝一钱、明矾一钱、炒盐二分,和药抹舌下。又甘桔汤代茶,桔梗一钱、草五分、玄参一钱五分,射干、牛蒡各一钱,荆芥、薄荷各八分,栀子、生地、连翘、夏枯草各一钱,水煎。

舌肿满口

舌肿满口不能转动，名木舌，心脾热壅也。先于舌尖或舌两旁，刺出紫血。不可刺中央，恐血流不止。次用甘草汤润其唇舌，又用蒲黄、干姜、冰片为末，四面频吹。唇干难吹，以蜜润之。

一方：蒲黄为末，人乳调搽即痊，更用黄连煎服。

一方：醋和百草霜，厚敷舌之上下，脱则更敷，少时即消。

一方：青盐放铁器上烧红为末，掺之立效。

余家传试验方：舌肿满塞，喉大危症，方用蚯蚓一条，下盐少许，掺蚯蚓，即化为水，取水抹上即愈。

又方：舌渐大而满口，不急治即死。用百草霜、活石、芒硝为末，敷舌下。状如白枣筋，青紫，初不痛，渐肿大，忧郁所致。舌下紫筋名舌系，通胃，色白肿，不治。初用前金碧丹各半，后用金丹，方见喉癣。

蛇舌疯

舌长卷，两边动甚。雄黄一块，点数次愈。

舌根痈红而肿，心火也。黄连、犀角、栀子、丹皮、生地、木通、赤芍、麦冬、甘草、连翘，水煎服。

舌吐不收

名阳强。蒲黄、冰片为末掺之，或纸卷巴豆纳鼻中自收。产后用朱砂敷舌，余用雄鸡血浸之。或如扇形，用人中白加冰片，刷上即消。内服黄连一钱。

舌出血

名舌衄，心火也。槐花为末掺。若舌硬，以木贼煎水漱，立止。

凡舌肿喉塞及舌疮危证，皂矾瓦上煅红，候冷为末，吹入立效。

附齿证

牙疔、牙痈、牙衄、牙宣、合架风等证，脉多浮数，皆由阳明胃经湿热火毒上攻所致。牙疔生两旁牙缝，肿起一粒，形如粟米，痛连腮项，急用针挑破出血，先以蟾酥丸噙化，徐徐咽之，再服黄连解毒汤。牙痈初起，牙床肿痛，随生疖毒，宜先用辛乌散、冰蓬散，相间吹噙，再服紫地汤、清胃散，用陈茶、薄荷、金银花煎水频饮。牙宣、牙根宣露于外，牙衄、牙缝出血不止，治同牙痛。合架风在上下牙床尽根勾合之处，起一红核，肿痛难忍，甚则牙关紧闭，不能开口，宜先用辛乌散调噙，次用针轻轻点破出血，吹冰硼散、赤麟散，内服紫地汤、清胃散。如患者畏针刀，用消芦散熏之即破，破后难以收功，用生肌散吹之。至走马牙疳，多由癖疾积火，痘疹余毒上攻而成。其候牙根作烂，随变黑腐，臭秽难闻。治法：由癖疾积火攻牙者，初宜服芦荟消疳饮；由痘疹余毒所中者，初宜服清肝解毒汤；脾胃虚弱者，兼服人参茯苓粥；外势轻者，用人中白散擦之。若坚硬青紫，渐腐穿腮，齿摇动者，用芦荟散擦之。凡牙疳见红肉流鲜血者吉，若顽肉不脱，腐烂渐开，身热不退者，皆属逆证。再牙疳愈后，最易复发，惟慎饮食者可免，如山药、栗子、鹅蟹、甜辣、烧炙、煎煿等物，俱宜痛戒。

牙缝出脓

此证名牙漏，甚则齿落，五倍子烧存性为末，敷之。

穿牙疔

此证先一二日齿痛，寒热，龈上发一紫块。肉皆紫黑，已破成毒。色红可治，青者不可治。外吹金碧丹，内服凉血清热解毒之药。破者，用兰草、黄连、黄柏、牛黄为末吹之。

满口牙出血

枸杞为末，煎汤漱之，然后吞下，立止。敷方，用马粪烧灰擦之。

附唇证

唇病，右脉浮数，其证有四：曰唇疔，曰唇疽，曰唇风，曰茧唇，俱由脾胃火毒结聚而成。唇疔生唇棱偏里，初起寒热交作，痛痒麻木，宜按疔门，用蟾酥丸、五味消毒饮汗之，忌用灸法。唇疽，肿硬木痛，形似小枣，初起寒热交作，宜服神授卫生汤，里实者双解贵金丸，外涂离宫锭。唇风，初起发痒，色红作肿，日久破裂流水，痛如火燎，宜内服双解通圣散，外抹黄连膏。茧唇，唇上起小泡如豆粒，渐长似蚕茧，坚硬疼痛，初起宜用蒜片、艾绒灸之，再用蟾酥丸磨涂，内服泻黄散、清凉甘露饮。便秘者，兼用凉膈散。

唇肿皴裂

唇肿白皮皴裂，或唇下肿如黑枣，名茧唇。七情动火伤血也，或心火传脾，或厚味积热伤脾。补脾气，生脾血，则病自除。补中益气汤加山栀、白芍、丹皮最妙，归脾汤加味逍遥散亦可用。误用清热解毒，多变翻花败证。

口唇肿黑

口唇肿黑，痛痒不可忍者，以大钱四文石上磨猪油汁，擦之即止。但要频搽。

附鼻证

鼻证，右脉浮数，其名不一，俱由肺经郁热与外感风邪上攻所致。如鼻窍肿塞，痛引脑门，唇腮浮肿。此鼻疔证也，宜蟾酥丸汗之，并用蟾酥丸研末，吹入鼻窍，外涂离宫锭、太乙紫金丹，再以加味甘桔汤加白菊花煎服。如鼻窍时流黄水浊涕，此鼻渊证也，宜奇授藿香丸服之。若久而不愈，鼻中淋沥腥秽血水，头眩晕而痛者，此虫蚀脑也，宜用天罗散，兼服补中益气汤。如鼻内生如石榴子，渐大下垂，色紫微硬，撑塞鼻孔者，此名鼻痔，宜服辛夷清肺饮，外点硇砂散。如鼻窍内初觉干燥疼痛，状如粟米，或鼻外红肿，痛似火炙，此名鼻疮。宜黄芩汤清之，外用油纸捻黏辰砂定痛散，送入鼻孔，兼用黄连膏抹之。

鼻孔烂穿

名鼻疳。鹿角烧灰一两，枯矾一两，人发烧灰五钱，共为末。先用花椒水洗净，以末掺之即愈。如不收口，松香烧存性为末，敷之即收口。如虫食鼻，五倍子为末敷之。

附腮证

腮证，一名腮痈，一名穿腮发。初起均寒热往来，脉浮数有力。腮痈生腮下，无论左右，总发端于阳明胃热，宜先用辛乌散冷水调噙，次用瓷锋于焮肿紫黑处，砭出恶血。内服柴胡葛根汤，吹冰片散，缓缓取效。穿腮发起于耳前，连及腮颊，乃手少阳三焦、足阳明胃二经风火所致。初起热不甚者，宜服升阳散火汤，外以清胃散擦牙，真君妙贴散敷腮，自能取效。此二证皆绕喉焮肿，若初起过服凉药致毒攻喉者险。

附耳证

耳证，脉如常，或浮数。其候耳内闷肿出脓，因脓色不一，而名亦各殊。如出黑色臭脓者，名耳疳；出青脓者，名震耳；出白脓者，名缠耳；出黄脓者，名停耳。俱由胃湿与肝火相兼而成，概用柴胡清肝汤主之。兼用太乙紫金丹、辛乌散，相间噙敷，自能获效。

脓耳溃烂

五倍子研末掺之。一方：发灰吹入。一方：白矾、铅丹为末吹入。

内湿结块

生猪油、地龙粪、百草霜为末，葱汁和绵包入耳，润即换。干痛亦可用。

耳　定

耳内生粒极痛，名耳定。以人指甲烧存性为末，入冰片少许吹入，即止。

耳后月蚀

蚯蚓粪和猪油敷之。

附喉证验方

牛黄一钱　大冰片二钱　露蜂房五钱，黄色者佳，焙存性　青黛二钱　硼砂二钱　熊胆二钱

以上六味共研细末，要于五月五日午时合制。凡遇不治之证，吹此药即可开关。

又方：真牛黄　冰片各一分　硼砂　雄黄各二分　川连　黄柏各一钱　朱砂　青黛各二钱　青鱼胆二个，阴干

以上九味共研细末，临时吹之。

治验医案

常仙珊患白喉，初起恶寒发热，寝食为艰，延张善吾诊视，是时疫白喉证。治以除瘟化毒散，日服三剂，病加沉重。改用神功辟邪散，仍日服三剂，连日投之，病无增减，其家惊恐异常。善吾曰：此证危险。虽四五日服药十余剂，实因药不胜病，纵不见减，亦未有加，特恐信任不专，另更别方，必生败

证。其家深信之。善吾又以神仙活命汤投之，白点稀疏，其家犹未之知也，而善吾已知其大有起色矣。十日内食不下咽，投药三十余剂，而白退尽，方能饮食，以清心涤肺汤收功。后谈及诸证，始知仙珊深于医术，故信之坚。此见证确，信任专，服药守方之明验也。

周尧阶患喉症，自头至胸皆肿痛，口不能张，食不能下，经十余日，众医束手。延善吾诊视，尚无败证，细探颈左右各有一核，知为喉痈。以土牛膝根煎服数次，引热下行，随服除瘟化毒散二剂，喉内痰涎涌出，不移时吐脓，一日夜约三四碗之多，病稍减。复用神功辟邪散、神仙活命汤加减，去土茯苓、金银花、马勃，日二剂，服至十余剂始愈。此证异治同，加减合法之明验也。

周姓女患白喉，唇白面青，精神疲倦，无恶寒发热症，喉内白块随落随长，饮食如常，服消风败毒药不效。善吾诊视，脉沉迟无力，知为虚寒，投附子理中汤而愈。此虚寒用热剂之明验也。

马媪年逾六旬，患喉痛忽然音哑无声，无恶寒发热，而喉内亦无白点，此为风寒入肺。善吾投羌活麻黄而愈。但表药为白喉所最忌，非审证明确不可妄投，此审证用药之明验也。

张姓患白喉，小舌旁一边一点，脉浮数而细。延黄冉生诊视，先用败毒散，继用连翘饮，未服。而冉生有故他往，其家恐药力太轻，别请医与凉膈散，病愈剧，转服荆防败毒散加升麻而愈。此轻证不可用重剂之明验也。

周姓妇怀孕数月，病白喉月余，因不甚痛，兼有杂证，其家并不知为白喉。一日偶言喉痛，视之内关尽白，冉生曰：幸未服凉药。急与温胃汤，数日而愈。夫附子、半夏，孕妇禁药也，竟无恙，后生一女。此虚寒用温补之明验也。

某富翁五十得子，护惜甚，凡食物稍寒，不许入口。忽患白喉痛极，冉生视之，知有积热，用清咽利膈汤，翁不与服，冉生辞去。后医迎其意，与以附术，三日死。此实热必用寒凉之明验也。

周姓有子三，俱患白喉证，伯与季已死。人荐冉生往视其仲，白将满矣，服理中汤而愈。后其家传染者三人，一五积散，一连翘饮，一理中汤而愈。此传染不可拘方之明验也。

新订奇验喉证明辨卷四

闽中同安吴锡璜黼堂氏删补
万县江楚堂鉴定
严江寄湘渔父搜辑

采方类

服剂七十一方、吹剂二十六方、噙剂四方、敷剂十四方。

采方总括

古人制方，佐使君臣，配合恰当，从治正治，意义深长，如金科玉律，以为后人楷则。惟在善用者，神而明之，变而通之，如淮阴背水阵，诸将疑其不合兵法，而不知其正在兵法中也。兹将喉科应用诸方，择其理法兼备者，分汤剂、吹剂、噙剂、敷剂，挨次采登。其证中未收用者，载一“附”字以别之，复于汤剂中分寒热轻重，气血虚实，吹噙敷剂中，区别宜忌。如风痰积热，宜清轻寒凉，忌用辛温；咽痛恶寒，宜姜汁漱口，忌用收涩。妇人有孕咽痛，忌用麝香；久病气血两虚，脏寒喉痛，忌用冰片。以二味辛香走窜，反致昏溃坠胎也。余可意会类推。

服　剂

加味甘桔汤喉症通剂　通治咽痛喉痹，火郁在肺。

甘草二钱　桔梗二钱　荆芥　牛蒡子炒　川贝各一钱六分　薄荷四分

水煎服。内热甚，或饮食入口即吐，加黄连；口渴舌燥，加黄芩、黄柏、黄连、栀仁；焮肿，加金银花。

紫地汤喉症通剂　统治喉风三十六证，百发百中，至神至奇。

紫荆皮　小生地各二钱　净茜草一钱，又名地苏木　荆芥穗　防风　京赤芍　牡丹皮　芽桔梗各八分　苏薄荷叶　生甘草各六分　北细辛四分，去节引加灯心二十节、茜草藤一钱，开水泡药，蒸服。证轻者，日二服；证重者，日三服。加减法：孕妇，去丹皮加四物汤。热甚，加连翘、犀角；头痛闭塞，加抚川芎、杭白芍；烦渴，加天花粉、大元参；潮热，加柴胡、黄芩；咳嗽，加麦冬、知母。大便秘结、小便赤涩，加木通；数日不大便者，加元明粉；热壅肺闭、气息喘促，加麻黄五分，先滚去浮末，再入药内合蒸。痰稠者，加川贝，阴虚合四物汤。

升阳解热汤热证轻剂　治咽喉风热初起。

芽桔梗　荆芥　红柴胡　防风　川贝母各一钱六分　薄荷　连翘去心　射干　牛蒡子炒　前胡　僵蚕各一钱　升麻八分　蝉蜕五个　生姜一片

水煎，食远服。

连翘饮热证轻剂　治肺胃邪热。

连翘　葛根　牛蒡子　元参　黄芩　桔梗各二钱　赤芍　栀仁　淡竹叶　甘草　木通各一钱　升麻六分

水煎服。

清咽利膈汤　治肺胃积热，与新受风邪相搏，上壅咽膈，咽肿喉痹，及紧喉、缠喉、乳蛾、喉闭等证。

荆芥　防风　连翘去心　牛蒡子炒研　芽桔梗　薄荷　甘草　金银花　玄参　黄连　生栀子　黄芩　大黄　芒硝　淡竹叶各一钱

水煎，食远服。

荆防败毒散寒热轻剂　治风热风寒初起。

荆芥　防风　羌活　独活　红柴胡　前胡　陈枳壳麸炒　潞党参　芽桔梗　川芎　白茯苓　甘草各一钱　薄荷叶六分　生姜三片

水煎，热服。

参苏饮寒证轻剂　治内伤外感。

潞党参三钱　紫苏八分　葛根　前胡　制半夏　茯苓各二钱　陈皮　桔梗　枳壳　甘草各一钱　木香五分　生姜一片　葱白一寸

水煎服。

五积散寒证轻剂　治寒积、食积、气积、血积、痰积。

麻黄四分　桂枝五分　白芷　制厚朴　法半夏　陈皮各六分　枳壳七分，炒　当归酒洗　川芎　白茯苓　白芍酒炒　甘草　桔梗各八分　干姜三分

加生姜一片，葱一寸，水煎服。

温胃汤寒证重剂　治脾胃虚寒，胀满上冲，饮食不下。

潞党参　白术土炒　附片制　干姜各二钱　当归酒洗　白芍酒炒　川椒　厚朴制　法半夏　陈皮　甘草各一钱，炙

水煎服。

附桂理中汤寒证重剂　治虚寒。

即理中汤加附片、肉桂，水煎服。

附子泻心汤热证重剂　治热盛阳虚，心下痞满，恶寒汗出。

大黄　黄连　黄芩各一钱六分，合煎熟　附子一枚，泡去皮，别煮汁

兑服。

甘桔汤咽喉通剂　治咽痛喉痹。

甘草　桔梗等分，水煎服。

雄黄解毒丸险证重剂　治一切急喉痹极危证。

明雄黄一两，色赤似鸡冠，明澈不臭者良　川郁金一两，体锐圆如蝉脱，外黄内赤，微香味苦，蒂甘者真　巴豆十四粒，去壳去油净

共研极细，醋煮面糊为丸，如绿豆大。每服七丸，清茶送下，或含噙津液，徐徐咽下，吐出痰涎，立即取效。如已垂危，心头犹温，急用乌梅擦开牙齿，研末灌之，但得下咽，无有不生。如小儿惊热，痰涎壅塞，或二丸三丸，量儿大小，斟酌服之，亦神效。

四君子汤气虚之剂　治气虚，倦怠少食。

潞党参四钱　白术土炒　茯苓各二钱　甘草一钱，炙

加生姜、大枣，水煎服。

四物汤血虚之剂　治一切血虚、血热、血燥。

熟地四钱，九制　当归三钱，酒洗　白芍二钱，炒　川芎一钱

水煎服。

少阴甘桔汤　治慢喉风，午后作痛、作渴，忌用苦寒者。

芽桔梗二钱　甘草一钱　川芎　黄芩　陈皮　玄参　柴胡各六分　升麻　羌活各四分　葱白一钱

水煎，食远服。

加减八味汤阴虚之剂　治虚火上炎，引而归元。

熟地四钱，九制　山萸肉去核　山药各二钱　丹皮　茯苓　泽泻各一钱五分　肉桂　五味子各五分

水煎服。

六味地黄汤血虚之剂　治肾水真阴不足。

大熟地八钱，九制　山萸肉酒润，去核　淮山药各四钱　牡丹皮　白茯

芩　建泽泻各三钱

水煎温服。

黄连解毒汤热证重剂　治一切阳热实火。

黄连　黄柏　黄芩　生栀子各二钱五分

水煎服。

牛黄清心丸解痰热重剂　治紧喉、锁喉、热阻关窍、痰涎壅盛等证。

九转胆星一两　明雄黄　黄连各二钱　茯神　玄参　天竺黄　五倍子　荆芥　防风　桔梗　蝉蜕　犀角　当归各一钱　京牛黄八分　冰片　麝香　珍珠各六分，豆腐煮

各研细末，共合一处。再研匀，甘草熬膏和丸，如龙眼大，朱砂水飞二钱为衣，日中晒干，收入瓷瓶内，将瓶口用黄蜡封固，勿令泄气。临服薄荷汤化下一丸。

按：牛黄丸方颇多，其功效俱在搜风化痰，宁心通窍，如非痰涎壅塞，热阻关窍，不宜轻服。

鼠黏解毒汤解毒轻剂　治喉闭、酒毒闭等证。

鼠黏子[①]炒　桔梗　青皮　升麻　黄芩　花粉　生甘草　玄参　生栀子捣　川黄连　连翘去心　葛根　白术土炒　防风　生地黄各等分

水煎，食后服。

知柏地黄汤虚热之剂　治阴虚火动。

即地黄汤加知母、黄柏。

清露饮虚热之剂　治慢喉风，脉虚大，面赤，咽干不渴。

天冬去心　麦冬去心　生地　熟地九制　黄芩　枇杷叶蜜炙　鲜石斛　陈枳壳麸炒　茵陈蒿　甘草各等分

水煎，食后服。

万氏润燥膏润燥之剂　治阴虚喉疳。

猪脂一斤，炼，去渣　白蜜一斤，炼热

二味合搅候凝，每服二匙，日三次。

归脾汤脾伤之剂　治怔忡惊悸。

潞党参三钱　白术土炒　茯神　枣仁炒研　黄芪炙　龙眼肉各二钱　当归酒洗　甘草炙　远志各一钱，去心　木香五分　煨姜三片　大枣三枚

水煎服。

---

① 鼠黏子：即牛蒡子。

广笔鼠黏汤解毒之剂　治喉癣。

生地黄　川贝母各三钱，去心　玄参　甘草各二钱五分　鼠黏子酒炒，研　花粉　射干　连翘各二钱　白僵蚕一钱　苦竹叶一钱

水煎，饥时服。

加味逍遥散解郁之剂　治肝家血虚火旺，咽喉干痛。

柴胡钱半　当归酒洗　白芍酒炒　白术土炒　白茯苓　牡丹皮　栀子各一钱　薄荷八分　甘草五分，炙

加煨姜一片，水煎，食远温服。

益气清金汤清热平剂　专治喉瘤。

潞党参　川贝去心　桔梗各二钱　麦冬去心　牛蒡子炒研　黄芩各一钱五分　茯苓　陈皮　生栀仁　薄荷　生甘草　淡竹叶各一钱　紫苏五分

水煎，温服。

生脉散保肺之剂　治火热伤肺。

人参五分，贫者以西洋参五钱代之　麦冬五分，去心　五味子七粒

水煎服。

八味丸火衰之剂　治命门火衰。

即六味地黄丸加熟附子、肉桂各一两，炼蜜为丸。

滋肾丸滋肾之剂　治热在下焦，小便癃闭而口不渴者。

黄柏酒炒　知母各二两　肉桂一钱

炼蜜为丸。

秘授甘露饮降阴火神剂　治真阴亏竭，火炎灼肺，虚损失血，内热发为咽疮、喉癣、喉疳等证。

取童便半酒坛，要坛口大者，先用铁丝作四股络子，悬饭碗一个于坛内，约离童便三寸许，用铅打成两笠式作盖，反盖坛口，四围用盐泥封固，外加皮纸数层糊密，勿令泄气。再用砖搭成炉，将坛安放于上，用桑柴文武火烧炼一柱香久，去火候温。再将铅盖轻轻取起，勿令泥灰下落，则坛中所悬碗内，自有清香童便露一碗。取出另倾茶碗内，令病者每日早晚服一钟，自有神效。取童便，须择无病无疮疖者五六人，每早烹松萝茶一大壶，令各童饮之，俟便出时，去头尾不用，取中间者，以坛盛之。此环山方岫云秘传之仙方，识者珍之。

人参养荣汤气血两虚之剂　治气血虚弱，发热恶寒，体瘦作泻等证。

潞党参二钱　白术土炒　茯苓　当归酒洗　杭白芍各一钱，酒炒　熟地四钱，九制　甘草一钱，炙　远志七分，去心　陈皮　桂心　五味子各五分

加生姜一片，大枣二枚，水煎服。

姜附汤寒证重剂　治中寒，不呕不渴，脉沉细，身无大热者。

干姜、制附片各等分

水煎，顿服。

理中汤寒证重剂　治寒客中焦，脏腑不调，口失滋味，呕利不渴等证。

潞党参　白术土炒　甘草炙　干姜各二钱

水煎，温服。

四逆汤寒证重剂　治三阴脉沉厥逆等证。

甘草五钱，炙　干姜二钱　附子一枚，泡去皮生用

水煎，温服。

半夏桂甘汤散寒轻剂　治非时暴寒，潜伏肾经咽痛。

法半夏、桂枝、甘草各等分

水煎服。

独参汤气虚之剂　治元气大虚，昏绝脉微欲死。

人参分两随人随证

水浓蒸，顿服。

十全大补汤气血两虚之剂　治阴阳并虚而畏冷。

熟地四钱，九制　潞党参三钱　白术土炒　茯苓　黄芪蜜炙　当归酒洗　白芍各二钱　甘草炙　川芎各一钱　肉桂六分

加大枣二枚，水煎服。

除瘟化毒汤疫喉轻剂　治时疫白喉初起并喉蛾，风火喉痛。

粉葛根　白僵蚕炒　黄芩　小木通　生栀仁各二钱　川贝　生地各三钱　山豆根　蝉蜕　甘草各一钱　冬桑叶二钱

水煎服。

神功辟邪散疫喉轻剂　治时疫白喉，量证酌服，不拘剂数。

粉葛根　牛蒡子　净连翘　黄芩　金银花　小木通　马勃各二钱，绢包，煎　川贝　白僵蚕　麦冬去心　蝉蜕各三钱　生地黄四钱

生青果五枚，捣为引，无青果，用冬桑叶二钱代之。

神仙活命饮疫喉重剂　治时疫白喉，日服二三剂，少则不效。

龙胆草　蝉蜕各一钱　金银花　木通　车前子各二钱　川贝　白僵蚕　黄芩　生石膏　马勃各三钱，绢包，煎　生地四钱　土茯苓五钱

生青果五枚为引，如无青果，用冬桑叶二钱代之。

按：此方与上除瘟化毒汤、神功辟邪散减去土茯苓、金银花、马勃，治喉

痈、喉蛾及一切喉内红肿等症亦效。

龙虎二仙丹疫喉重剂　治时疫白喉，量证酌服。

生地黄　生石膏各一钱　犀角八钱　直僵蚕　黄芩各五钱　玄参　鼠黏子　板蓝根　知母　木通　马勃各四钱，绢包，煎　川黄连　生栀仁各三钱　龙胆草　生甘草各一钱　粳米三两

生青果七枚，捣为引，无青果，用冬桑叶五钱代之。

白喉证神方

生地八钱　玄参六钱　贝母三钱　丹皮三钱　薄荷二钱　白芍三钱　麦冬四钱　甘草二钱

清心涤肺汤清热轻剂　治心肺虚热。

生地黄四钱　川黄柏　黄芩　麦门冬去心　川贝母　天门冬去心　知母　天花粉各二钱　白僵蚕　生甘草各一钱

日服一剂，以二三剂为度。体气素弱者，加条参或生玉竹亦可。

养正汤滋阴平剂　治真阴亏损劳热。

生玉竹五钱　淮山药　熟地　制首乌各四钱　生地　女贞子　白茯苓各三钱　麦冬去心　白芍酒炒　天花粉各二钱

水煎服。

银花四君子汤气虚之剂　治脾胃素弱。

潞党参四钱　白术土炒　茯苓各三钱　甘草炙　冬桑叶　金银花各二钱

煎服。

养阴清肺汤清凉之剂　治喉间起白如腐。

生地四钱　玄参三钱　麦冬二钱　甘草二钱　川贝去心　丹皮　白芍各一钱六分　薄荷一钱

日服二三剂。质虚者，加熟地；热甚者，加连翘，去白芍；躁甚者，加天冬、茯苓。如有内热及发热，不必投表药，照方服去，其热自退。

按：郑梅涧与其弟既均，治喉间起白，专用此方加减，数十年未尝误一人，宜其自称秘授也。

蟾酥丸解毒重剂　治诸疔毒，及诸恶疮，外用化腐消坚，内服驱毒发汗。

蟾酥酒化　明雄黄各三钱　朱砂三钱，水飞　轻粉　枯白矾　寒水石煅　铜绿　胆矾　乳香去油　没药去油　麝香各一钱　蜗牛二十一个

各为末，称准。于端午日午时，在净室中，先将蜗牛研烂，同蟾酥和研稠黏，方入各药，共捣极匀，丸如绿豆大。每服三丸，用葱白五寸，令患者嚼烂，

吐于手心内，将丸药裹入葱泥内，用无灰热黄酒一茶钟送下。被盖，约人行五六里路，病者出汗为度，甚者二服。外用或搓作饼，随证用口涎涂贴毒上，以膏药盖之。修合时忌妇人、鸡犬见之。

清热解毒汤热证轻剂　治心火暴盛。

生地四钱　黄连　金银花各二钱　薄荷　连翘去心　赤芍　木通　生甘草各一钱

加灯心为引，水煎服。

清胃散热证轻剂　治阳明实火，牙痛，口疮等证。

石膏四钱，煅　生地三钱　黄连　连翘　丹皮各二钱　升麻八分

煎服。

芦荟消疳饮热证轻剂　治肝胃积热。

芦荟生　胡黄连　银柴胡　羚羊角镑　生栀子　牛蒡子炒　石膏煅　桔梗生　大黄各六分　玄参　薄荷叶各五分　生甘草　淡竹叶各一钱

水煎，食远服。

清肝解毒汤热证轻剂　治走马牙疳。

石膏四钱，煅　人中白　川黄连　红柴胡　知母生　净连翘去心　牛蒡子炒　真犀角镑　玄参　荆芥　北防风　淡竹叶各一钱　灯心五十寸

水煎，食远服。呕加芦苇根。

人参粥补土之剂　治脾胃虚弱，饮食短少。

潞党参三钱　白茯苓六钱

共研末，同粳米一茶盅，熬成粥。先以盐汤将口漱净，后再食粥。

五味消毒饮化毒之剂　治诸疔疮。

金银花三钱　野菊花　蒲公英　紫花地丁　天葵子各一钱二分

水煎熟，加无灰黄酒半钟，再滚二三沸，热服，盖被出汗。

神授卫生汤　治诸疮恶毒，宣热散风，行瘀活血，消肿解毒，疏通脏腑，乃表里两实之剂，功效甚速。

金银花　归尾　皂角刺　天花粉　大黄　甘草节各一钱　羌活八分　防风　白芷　穿山甲炒　连翘　沉香　石决明　乳香去油　红花各六分

水煎。病在上部，先饮酒一杯，后服药。病在下部，先服药，后饮酒一杯，以行药力。气虚便利者，去大黄。

双解贵金丸解毒之剂　治诸毒初起，木闷坚硬，便秘，脉沉实者。

生大黄一斤　白芷十两

合研末，水丸。每服三钱，五更时用，用连须葱三根，黄酒一碗，煮葱烂，

取酒送药。服毕，盖被出汗，过二三时，俟大便行一二次，立效。此宣通攻利之剂，济之以葱酒，力能发汗，故云双解。体弱者，中病即止，行后以四君子汤补之。

双解通圣散和解之剂　治胃火风热，疏表清里。

当归酒洗　白芍酒炒　净连翘去心　白术土炒　川芎　薄荷叶　麻黄　栀子各五钱　黄芩　石膏煅　桔梗各一两　甘草二两，生　滑石三两

共研细末，每用五钱，水蒸去渣，温服。

泻黄散清胃之剂　治胃热口疮。

石膏四钱，煅　藿香三钱　山栀炒　防风各二钱　甘草一钱

加灯心煎服。

清凉甘露饮热证轻剂　治茧唇，润燥止渴生津。

麦冬去心　知母　黄芩　石斛　枳壳麸炒　枇杷叶去毛，蜜炙　犀角镑　银柴胡　生地　茵陈　甘草　淡竹叶各一钱

灯心一团为引，水煎，食远服。

凉膈散热证重剂　治膈上实热，口渴唇焦，大便燥结等证。

黄芩　薄荷　生栀子　连翘去心　生石膏　甘草　芒硝　大黄各等分　苦竹叶二十片

水煎，加蜂蜜三匙和服。

奇授藿香丸寒气清剂　治鼻流黄色浊涕。

藿香连枝叶，八两

研细末，雄猪胆汁和丸如梧子大，每服五钱。食后，黄酒送下。

天罗散通解之剂　治虫蚀脑髓，鼻流血水，淋漓腥秽。

丝瓜藤近根处者良，烧存性

为末，每服三钱，食后，黄酒送下。

补中益气汤气虚之剂　治中寒下陷，四肢困倦，懒于言语。

潞党参三钱　黄芪钱半，蜜炙　白术土炒　当归酒洗　炙甘草各一钱　陈皮五分，留白　柴胡　升麻各三分

加生姜、大枣，水煎，温服。

辛夷清肺汤肺热轻剂　治肺热。

石膏煅　知母　栀子生　黄芩　麦门冬去心　百合各一钱　辛夷六分　甘草五分　升麻三分　枇杷叶三片，去毛，蜜炙

或加羌活、防风、连翘、薄荷叶各一钱，水煎，食远服。

黄芩汤热证轻剂　治肺火上攻鼻窍，聚而不散，鼻肉生疮。

黄芩二钱，酒炒　麦冬去心　桑白皮生　山栀子连皮，酒炒　净连翘去心　赤芍　桔梗　薄荷　荆芥穗各一钱　甘草八分

水煎，食远服。

柴胡葛根汤解热轻剂　治胃经湿热。

柴胡　葛根　石膏煅　天花粉　黄芩　牛蒡子炒研　连翘去心　甘草　桔梗各一钱　升麻三分

水煎服。

升阳散火汤散热轻剂　治阳经火郁。

潞党参二钱　柴胡　香附制　僵蚕各一钱五分　葛根　升麻　白芍酒炒　蔓荆子　防风　羌活　独活　甘草各一钱，半生半炙　川芎五分

加生姜一片，红枣一枚，水煎，食远温服。羌、独活不宜用。

柴胡清肝汤解热轻剂　治胃湿肝火，耳内闷肿生脓。

当归酒洗　连翘各二钱，去心　柴胡　生地　牛蒡子炒　赤芍各一钱五分　川芎　黄芩　生栀子　天花粉　甘草节　北防风各一钱

水煎，食远服。

理阴煎血虚之剂　附治阴虚受寒喉证，此为上品。

熟地三钱，九制　当归一钱　甘草一钱　干姜　肉桂各五分

寒甚，加熟附子、麻黄、细辛之类。气短，加潞党参。水煎，温服。

镇阴煎降火轻剂　附治阴虚于下，火浮于上，此为降火神方。

熟地三钱，九制　附子制　甘草　牛膝　泽泻各一钱　肉桂五分

水煎服。

立马开关饮　附治一切喉闭肿痛，汤水不下诸急证神方。

生鸡子一枚，去壳，倾入碗内勿搅　生白矾五六分或一钱

研极细末，挑入鸡子黄内，勿搅。将病者扶起正坐，囫囵灌下，立效。

又方：牙皂角钱半，去皮弦捣，水煎滚，取起去渣，入生鸡子白一枚，服下即吐，喉内立松。其效如神。

吹　剂

回生丹　治一切喉证有奇功。

硼砂一钱　提牙硝三分，用水煮滚，投白萝卜一二片，收尽浮沫，倾入瓦盆内，喷冷水一口，另以瓦盆盖之，露一宿，沉结成马牙者良。倾去水，取出晒干　大梅片六厘　麝香四厘

共研极细末，收储瓷瓶封固。临用，挑少许于净细长笔管内吹患处。孕

妇，去麝香。开关后，次日体虚头晕者，亦去麝香，名品雪丹。毒肿渐平，并用针刺破后者，再去牙硝，名吕雪丹。加青黛，名青雪丹。

白降雪散　治喉风肿痛声难，风火搏结。

石膏一钱五分，煅　硼砂一钱　焰硝　胆矾各五分　玄明粉三分　冰片二分

共研极细末，收储瓷瓶封固。临用，挑少许吹喉内。

冰硼散　通治咽喉肿痛及一切口疮。

冰片五分　朱砂六分，水飞　硼砂五钱　玄明粉五钱

共研极细末，收储瓷瓶封固。临用，挑少许吹患处，立效。

搐鼻散　治诸喉证，牙关紧急，不省人事，奇效。

细辛　皂角各一两，去皮弦　生半夏五钱

共为极细末，收入瓷瓶，如法封固，勿令泄气。临用，取少许吹鼻中，有嚏者生，无嚏者难治。

金钥匙　治弄舌喉风、喉闭、缠喉风，痰涎壅塞，口噤不开，及一切心脾实火，合外寒凝滞等证。

冰片三分　白僵蚕一钱　明雄黄二钱　硼砂五钱　焰硝一两五钱

各研极细末，和匀，收储瓷瓶封固。临用，挑少许吹喉内肿处。

紫雪散　治一切咽喉肿痛及重舌、重腭、舌疔等证。

玄参二两　犀角尖镑　羚羊角镑　生石膏　寒水石　升麻各一两　生甘草八钱　沉香　木香各五钱

用水五碗煎药，剩汤一碗，将渣用绢滤去。再将汤煎滚，投提净牙硝三两六钱，文火漫煎，俟水气将尽、欲凝结之时，倾洁净碗内，下飞净朱砂、大梅片各三钱。预分研极细和匀，将药碗安入冷水盆中，候冷凝如雪为度，再轻轻研极细，收入瓷瓶中，用黄蜡封口。大人每用一钱，小儿二分，十岁者五分，徐徐咽之，即效。或用灯心煎汤化服亦可。凡咽喉肿痛一切热证，取少许吹之，尤效。

烧盐散　治上腭痈。

食盐火烧　枯白矾各等分

合研极细末，以箸头蘸点患处。

八宝珍珠散　治喉疳及一切咽喉腐烂等证。

人中白二钱，煅　儿茶　黄连　川贝母去心　青黛各一钱五分　官粉　红褐烧灰存性　黄柏末　鱼脑石微煅　琥珀各一钱　硼砂八分　大梅片　京牛黄各六分　珍珠豆腐内煮半炷香时，取出研末　麝香各五分

各研极细末，再合研匀。临用，取少许，吹入喉内腐烂处。

清溪秘传矾精散　治胃火熏金，喉癣未溃。

白矾不拘多少，研末，用方瓦一块烧红，洒水于上，将矾散瓦上，覆以瓷盆，四面灰拥一日夜，矾升盆上，取用三钱　白霜梅二个，去核　明雄黄　穿山甲各一钱，炙

合研极细末，收储瓷瓶封固。临用，挑少许吹喉内。

清凉散　治胃火熏金，喉癣已溃。

硼砂三钱　人中白二钱，煅　黄连末一钱　薄荷六分　冰片五分　青黛四分

合研极细末，收储瓷瓶。临用，挑少许吹入腐处。

捷妙散　治双单喉风，神效。

丝瓜子一两二钱　牙皂角一两，切碎

二味放新瓦上，文火炙干，为极细末，加冰片少许，收储瓷瓶封固。每遇蛾风，用少许吹鼻中，打喷嚏二三次，即消。在左吹右，在右吹左，双蛾，左右并吹。

赤矾散　治一切喉痹、缠喉、义喉、蛾风诸恶证。吹之立吐痰涎，即时获效，可代针刀，真神丹也。惟喉癣、喉疮不宜。

真血竭五钱　巴豆七粒，去壳去油净　明白矾一两

三味打碎，同入新砂锅，炼至矾枯为度。每两加大梅片三分、硼砂二钱共研极细，收储瓷瓶封固。用时以冷茶漱口，挑少许吹患处，立效。此环山方岫云山人家藏秘方，治喉风诸证，其效不可胜言。

凉心散　治心脾积热上攻，血热妄行。

建青黛　硼砂　黄柏　黄连　人中白各二钱，煅过　风化硝一钱　冰片三分

合研极细末，入瓷瓶封固。临用，取少许吹患处，立效。

真功丹　治孕妇患喉证。

大冰片二分　提牙硝三分　熊胆阴干　炉甘石用羌活煎汤，煅七次，晒干　硼砂各一钱

合研极细末，收储瓷瓶，黄蜡封口。临用，取少许吹患处，毒肿渐平，及针刺破后者，去牙硝。

圣功丹　治一切牙疳有奇效。

硼砂五分　人中白二分，煅　蒲黄　马勃　儿茶各一分　甘草节八厘　僵蚕　冰片各五厘　麝香四厘

共为极细末，水漱口净，吹数次即愈。疳重，加青黛、黄柏等分。

消芦散　治患者畏针刀，以此方熏之，立即穿破。

金毛狗脊五钱　茜草　紫荆皮根各一两　芦根二两，去皮

用米醋同药入小罐内，以厚纸封口极固，放火中煮好，罐口开一小孔如箸头大，对肿处熏之。若一时未破，加巴豆肉七粒同煮，再熏即破。如破后不能速于收功，吹生肌散。

生肌散　治毒尽后，用以收功。

赤石脂水飞数次，再用　真龙骨火煅红，淬入米醋内水飞　乳香各一两，去油　没药三钱，去油　硼砂　轻粉　孩儿茶各二钱五分　大梅片五分

各研极细末和匀，收储瓷瓶。患处毒已尽，用少许点敷，立即收功。

血竭冰蓬散　附治时疫白喉，及紧喉、缠喉、蛾风、火喉等证。

净硼砂一两　真血竭磨指甲上，红透指甲者为真。有腥气者是海母血作伪，勿用　真儿茶　甘草各三钱，去皮　明雄黄二钱，鲜红大块者良，有臭气者勿用　玄明粉钱半　直僵蚕　大梅片各一钱　上麝四分

上九味各研极细末，称准，入乳钵内合研，再入血竭末拌匀。孕妇去麝香，加冰片，慎之。

万应丹　附治一切咽喉、口舌肿闭，并穿腮腐臭延烂等证。其效甚速，真神方也。

建青黛五钱，水飞三四次，去尽渣，晒干　青梅干五钱，煅存性，临用酌加入　人中白五钱，火煅三次　牛胆硝三钱　山栀仁三钱，去壳　黄连三钱　生黄芩三钱　孩儿茶三钱　硼砂三钱　枯白矾二钱　铜青二钱，炒　鸡肫皮二钱半，洗，炙　真熊胆一钱　大红绒灰一钱　西牛黄一钱　雄黄一钱　珍珠二分半，豆腐煮　梅片一钱　麝香八分，临用酌加，孕妇忌服

上十九味，各研极细末，除留青梅干、麝香临用酌加外，余俱入乳钵内研匀，收储瓷瓶，用乌金纸塞口封固。临用，取少许，日夜徐徐吹患处，流出痰涎，即渐愈。如有腐臭，急用蚌水洗净，或马齿苋、匾柏子和捣加水去渣洗净，再以前药去青梅干，加滴乳香二钱，去油吹之。

附秘制青梅干法　大青梅一斤，去核略捣碎，入白矾、青盐各五钱拌和。再加蜒蚰，不拘多少，层层间之，一日夜取梅晒干，收尽汁，再晒干。煅存性，临用加入。

附制胆硝法　冬月酌入提牙硝，在黑牛胆内悬挂屋檐当风处，一百二十日，去胆用硝。此乃第一应验神方。

柏姜散　附治阴虚火盛。

黄柏二钱　干姜八分

合焙成炭，存性，研极细末，吹之。

火刺仙方　附治一切喉痹、缠喉，胀满，气塞不通，命在顷刻者，无不立效。

法用巴豆油涂纸上，捻作条子，火上点燃，烟起即吹灭，令病人张口，急刺于喉间。俄顷吐出紫痈，即时气宽能言，饮水啖粥，再按证治之。夫咽喉诸疾发于六腑者，引手可探或刺破，照前诸方法治之，无不获效。若发于五脏者，则受毒牢深，手法药力难到，惟用油纸捻刺喉间，为第一妙法。盖热则宣通，故以火治之，火气热处，使巴油皆到。又以火散结，以巴泻热邪，以烟吐出痰涎，此一举三善之捷法也。

噙　剂

桐油饯　治诸喉风，痰涎壅塞属热证者。

温水半碗，加桐油四匙搅匀，用硬鸡翎蘸油探入喉内捻之，连探四五次，其痰即壅出。再探再吐，以人醒声高为度。

辛乌散　治喉证风痰壅塞，如神。

紫荆皮　赤芍梢　草乌各一两　赤小豆六钱　桔梗　荆芥穗　甘草　连翘　细辛　皂角　小生地各五钱　柴胡三钱

上药十二味，不宜见火，置日中晒燥，各为极细末，称准，入大乳钵内拌匀，收入瓷瓶封固，用纸布系紧，勿令泄气。临用，以冷水调噙口内，导取风痰如神。若痰涎极盛，加摩风膏四五匙，其力愈速。凡遇颈项及头面红肿，即以此散用水调敷，或将此散与荆芥同煎，频频洗之，仍用此散敷上，取效甚速。

摩风膏　治喉风痰壅，神效。

川乌尖即大附子之尖，每用尖一个，以粗碗底浓磨汁，调入辛乌散　灯心灰五分，加入

太乙紫金丹　治咽喉诸证，及饮食药毒，痈疽、疔疮、时疫、劳瘵、山岚瘴气、恶蛇、疯犬、虫蝎咬毒、妇人邪气鬼胎、中风中气、口眼歪斜等证，无不神效。

雄黄三钱，鲜红大块者良　朱砂三钱，有神气者良　麝香三钱，当门子良　川五倍子二两，捶破洗净　红芽大戟杭产紫大戟为上，北产棉大戟，色白者，性烈伤人，勿用。取上品，去尽芦根，洗焙为末，一两五钱　山慈姑二钱，洗去毛皮，焙干研末　千金子一两，又名续随子，拣仁白者去油

上七味，各择精品，于净室中各研极细末。制毕，候端午、七夕、重阳或天德、月德、天医、黄道上吉之辰。凡入室合药之人，三日前俱宜斋沐，更换洁净衣帽，临日方入室中，净手熏香，预设药王牌位，主人率众焚香拜祷。事毕，各将前药称准，入于大乳钵内，再合研数百转，方入细石臼中，加糯米浓汁调和。软硬得中，方用杵捣千余下，极至光润为度。每锭一钱，每用一锭，病势重者速用二锭，或噙咽其汁，或磨涂患处，或开水磨服。病在上者必吐，在下者必利，吐利后以温粥补之。修合时，除在事合药人外，余皆忌见，鸡犬尤忌。盖此丹全在修合人精诚洁净，方克有济，否则不效。

敷　剂

救急异功散　治喉风一切急证神效。

斑蝥四钱，去头翅足，糯米拌炒，以米色微黄为度，去糯米　乳香去油，净　没药去油，净　全蝎　真血竭用少许磨指甲上，红透指甲者为佳，有腥气者是海母血作伪，勿用　玄参各六分　麝香　大梅片各三分

上药除血竭另研外，余合研极细，再将血竭末拌入研匀，收入瓶封固。凡遇时疫白喉、蛾风、紧喉、缠喉关内外，并颈项漫肿、咽喉将闭及烂喉痧等证，不拘何膏药，以此散用黄豆大，置膏药上，贴颈项间，须对喉内肿处，左肿贴左，右肿贴右，左右肿则贴两边。阅五六时揭去，贴处即起水泡，用针刺破，揩去毒水，立能消肿止痛。诚救急良方也。

开关散　治牙关紧闭。

番木鳖二片，去壳、好黄酒半杯，用粗碗磨浓汁，将病人扶坐靠端，以鸡翎蘸汁，涂于两牙龈尽后处。渐开，再涂天花板[①]，并舌根下即开涎出，以微温水漱净。凡看证遇牙关紧闭，即依法治之。但木鳖烂肉，药汁切勿沾喉，慎之慎之！

蒜泥拔毒散　治急喉证，拔毒奇效。

老蒜二瓣，捣如泥用梧子大许，敷经渠穴。以皮纸包裹微系，阅五六时启视，即起水泡。用银针刺破，揩尽毒水。此方可加铅粉三分。

人中白散　治走马牙疳。

人中白五钱　枯白矾　白霜梅各二钱，烧存性

共研极细末，先用韭根、松萝茶煎成浓汁，乘热以鸡翎蘸洗患处，去净腐肉，见鲜血，再敷此散，日三四次。若烂至咽喉，以芦筒吹之。

---

① 天花板：指口腔上腭部。

芦荟散　治牙疳腐烂穿腮。

芦荟二钱　黄柏五钱　人言[①]四分，用枣四枚，去核。每枣纳人言一分，火烧存性

共研细末，先用米泔水漱净疳毒，再敷此散于坚硬及腐处。

离宫锭　治疔疮肿毒，一切皮肉不变漫肿无头等证。

顶烟陈墨一两　血竭　胆矾　蟾酥各三钱　朱砂二钱，水飞　麝香一钱五分

上味各研极细末，再入乳钵合研匀，用凉水调成锭，仍以凉水磨浓涂之，立效。

黄连膏　治诸燥疮。

生地一两　归尾五钱　黄连　黄柏　姜黄各三钱　麻油十二两

将各药倾入锅内文火煤枯，用粗夏布滤去渣，下黄蜡四两，溶化尽，倾入瓷盆内，以柳枝不时搅之，候凝为度。凡遇燥疮，涂以润之。

硇砂散　治鼻痔。

明雄黄　轻粉各三钱　硇砂一钱　大梅片一分

合研极细末，水调浓，用谷草细梗咬毛蘸涂痔上。

辰砂定痛散　治鼻疮干燥，消痛散热。

胡黄连二两　石膏一两，煅　辰砂五分　冰片二分

共研极细末听用。

真君妙贴散　治诸毒恶疮，顽硬散漫无脓，及皮破血流，天泡火丹，肺风酒刺等证。

荞面一斤　麦面一斤　明净硫磺二斤，研细末

三味共一处，用清水微拌，干湿得宜，赶成薄片微晒，单纸包裹，悬挂当风，阴干收藏。用时取少许，研细末，新汲水调敷，不痛者即痛，痛者即止。如皮破血流，湿烂者用麻油调敷。天泡火丹、酒刺者，用靛汁调涂。

独胜散附　治一切牙疳穿腮破唇，奇效。

白茄蒂不拘多少，阴干，瓦上炙燥，为极细末，加冰片少许，和匀掺患处即愈。

紫花散附　治小儿口疳，神效。

甘蔗皮烧灰研末，加冰片一字掺之。

神功丹附　治一切牙疳，神效。

---

① 人言：即砒石。主治妇人血气冲心痛，落胎，蚀痈疽败肉，枯痔杀虫。

人中白二两，煅　儿茶一两　薄荷叶　黄柏　青黛各六钱，水飞净　冰片六分

共为极细末，收储。凡牙疳，先用韭菜根煎水频漱口，再擦此散，日七八次。涎外流不止者吉。若无涎，则毒气内攻，即属不治之证。

万益丹附　治针误用，血流不止，神效。

乳香去油，净　没药去油，净　真血竭　硼砂各一两

上味各研极细末，再入乳钵合研，收储瓷瓶。每用少许，吹敷伤处，立即止血。

伤科要诀

吴瑞甫　撰述
柯联才　洪英杰　整理
李灵辉　校注

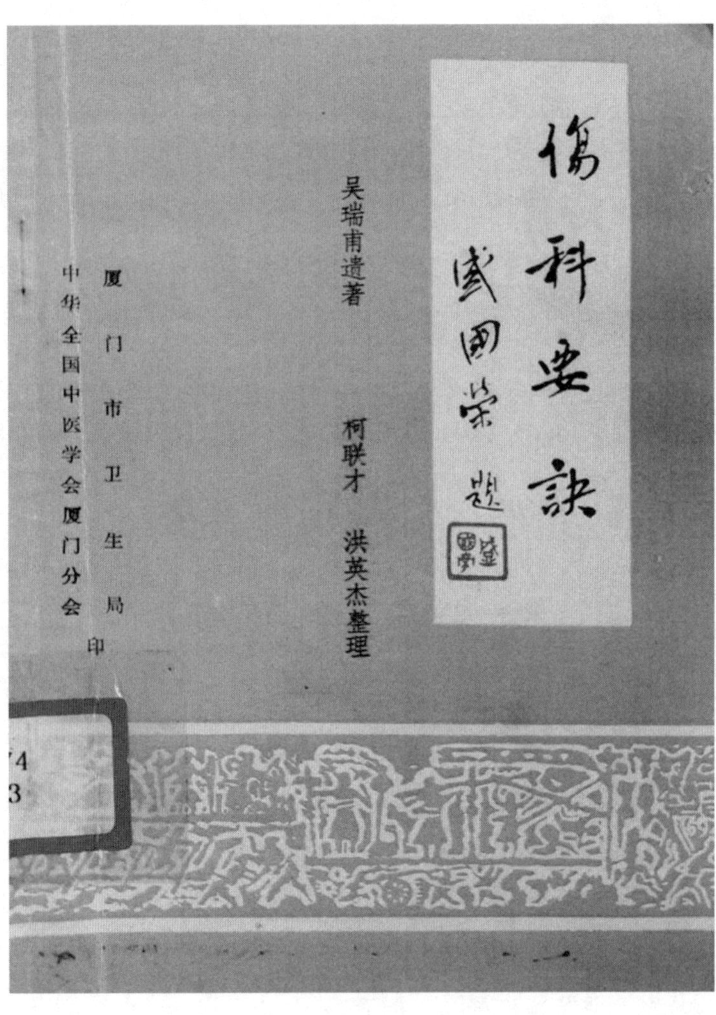
傷科要訣
盛国荣题
吴瑞甫遗著
柯联才 洪英杰整理
厦门市卫生局
中华全国中医学会厦门分会 印

内容提要

《伤科要诀》，原名《伤科讲义》，1927年由福建同安县吴瑞甫先生编纂，1986年由厦门柯联才、洪英杰医师重新整理后，更名为《伤科要诀》。该书收载了跌打损伤及枪刀伤的中医论述与辨治经验，书中药方除了传统中药外，大量使用了闽南中草药，具有鲜明的闽南中医特色。该书最早为少林寺彰江道人家传秘本，后被吴瑞甫先生寻获珍藏。为长久抗战计，1937年，吴氏将秘本与闽南铳伤专科李在宽、洪敦养医生验方编纂成书，并附云南白药方而成《伤科讲义》初稿。20世纪60年代，吴氏门人新加坡陈占伟手抄一份吴瑞甫儿子吴树潭提供的《伤科讲义》。1986年，柯氏等人根据陈氏手抄本重新编排整理，并加按语，删节原书枪伤部分，附录"一、常见骨、关节古今名对照表；二、草药别名索引"，重新订名为《伤科要诀》，并由厦门中医学分会、厦门卫生局印刷，作为内部资料流通。

目　　录

伤科要诀

前　言

吴锡璜(1872—1952)，字瑞甫，号黼堂，福建同安县人。祖上世代业医，先生秉承庭训，弃儒从医，朝夕精研岐黄之术，造诣颇深，临证殚精竭虑，饮誉闽南、星马①。先生热心于中医教育事业，创办“医学传习所”、“国医专门学校”，主编《医学传习所月刊》、《国医旬刊》、《厦门医药月刊》等。徙迁新加坡后，积极筹办“星洲中医专门学校”，并先后主编《医粹》及《医统先声》等专刊。一生笔耕不辍，著述如林，名扬海内外。

先生高风亮节，彪炳寰宇，抗战期间，拒日伪之诱逼，威武不屈，不以古稀之年，毅然徙迁星洲，并积极支持爱子吴树潭抗日救国的革命活动。先生任厦门中央国医分馆馆长期间，秉承中央国医馆之旨，搜集家藏秘本及医界同人抄本，编纂《伤科讲义》一书，以救战时之危急，其用心之良苦也。值此抗日战争及世界反法西斯胜利四十周年之际，我们有幸将先生这一遗著加以校订整理，以学习先生铮铮铁骨、拳拳赤心。兹藉出版之机，就校订整理工作，做如下说明：

一、《伤科要诀》一书原系吴氏编纂的《伤科讲义》，此次我们参考吴氏门人陈占伟院长提供的手抄本，进行校订整理，并重新定名。

二、书中目录系我们重新编排，分为总论、各论两大部分，各论中又分跌打损伤要诀、枪刀伤治疗大法两大类，以纠正原书编排较为杂乱、归类前后重复之弊，使其眉目清晰，条理井然，便于查阅。

三、“按语”一节系我们参阅了历代主要伤科书籍，加以相互印证，间或亦提出个人己见，以供参考。

四、书中枪伤部分，诚如吴氏自序云：“近岁军火较之从前尤酷尤能，尽合用与否，尚未敢必用。”本可删去，然为保持原书之全貌，仅做了删节，以供读者之参考。

本书的校订整理工作，承蒙吴老高足、新加坡中医学研究院陈占伟院长的鼎力支持，并惠赐序言，以光篇幅。原中华全国中医学会福建分会副会长

① 星马：指新加坡和马来亚。新加坡旧称星加坡、星洲。

盛国荣教授、陈应龙院长赐写序言，省名老中医朱清禄副主任医师给予审阅，已故名中医吴树义协助青草药名之订正。于此，一并致以衷心感谢！

鉴于我们水平之限，书中谬误之处在所难免，恳请医界同人不吝赐教！

厦门市医药研究所　柯联才　洪英杰

一九八五年十二月三十日

原　序

此书为同安吴瑞甫先生将家藏秘本二集，经一再删补合为一者也。先生湛深学术，于中医书著作甚多，其于铳刀伤虽非先生所手著，然照书按法治之，其成绩当一一可纪。际此征剿倭寇期间，将士浴血苦战，苟能随宜而用，真不啻万金良药也。方今全国医士所以治铳刀伤者，胥有赖乎舶来品，取其便用也。然苟战期延长，一旦输舶不通，外药不到，则将如之何。此书乃应时而出，其药品求之本国随地皆有，取之不尽，用之不竭。其功用有与外药同者，有更胜于外药者。而在经济上，利权不至外溢，是不特中医所宜用，即西医亦宜权用也。

昔武帝欲教霍去病学孙吴兵法曰：顾方略如何耳，不在学古兵法。予谓此书亦然，是在善用之者。

民国二十六年九月二十日闽思明葆予林儒光谨序

自 序

倭奴侵我国，横暴难以言喻。我政府为全世界争正义而战，前方将士浴血授命，前仆后继，为曩者未有之苦战。凡所以振国威而保民族，且以褫强敌之魄者，将于是乎！第在苦战中敌人炮火猛烈，碎骨断筋在所不免。昔张香涛主张军医须用西法，取其药利便而绑扎亦工。然此长期抗战中，万一西药中断，伤兵辗转床席，何所资以治疗？况中法如云南白药，十九路军沪战时试用，较诸西法尤效。

中央国医馆为久长抗战计，下令各医专学校设立救护队及治伤速成科，以免军士乏药治疗。职馆长奉此令以来，朝夕不遑，因伤科必兼金枪伤、刀铳伤方为完善，特此事本非素习，且非采集验方何所资以救护。爰发旧簏搜集秘本，并请求闽南铳伤专科，恳其传方而多讳莫如深，以此延搁两月未能就绪。后由国医李在宽、洪敦养借出抄本，并根据家藏秘本编纂成书，条理颇有可观。但此书为便军医之用，应预备各药及总治法尤关重要。但虑近岁军火较之从前尤酷尤能，尽合用与否，尚未敢必用。特检云南白药方附后，并希海内大医家倘有最近效方尽量流传，以应急需，是尤鄙人所厚望也。

民国二十六年福建省厦门市国医支馆馆长吴瑞甫序

陈　序

吾师瑞甫先生，精究中西医学，生平以沟通中西医术，造就人材为已任，曾任厦门中央国医分馆馆长，与何廉臣、张山雷诸公齐名。在厦门设中医学校，发行医刊，藉以提高中医之学术水准。二次世界大战，厦门沦陷，师乃避居鼓浪屿，日军先后利诱威胁，欲师出任市长及海军顾问等职。师大义凛然，严辞拒绝，乃乘太古轮潜逃来星，寓同安会馆，以术活人，声名鹊起。当是时，星洲医界多崇拜陈修园、张景岳、黄坤载等著作，用药偏于温燥，已成风气，而于新加坡最多之湿热病，则群呼"毛丹"，柴、葛、羌、防，随手滥施，因而造成坏病者比比。吾师初至，经细心考验，认为此病即薛生白所述之湿热症，用分解湿热法，疗效甚高，以是凡遇此症，经师治疗，无不愈者，因是名震东南亚。是时，余设诊所于大坡方泰和药行，凡遇疑难症，必邀师同诊，以是过从甚密。

一日，树潭世兄以其尊人所编之《伤科讲义》见示，余见其字迹雄浑端正，乃师亲笔所缮录者也。余乃假录一本珍藏，荏苒光阴，今已三十余年矣。原书目录有序，而书内无序文，盖吾师之初稿也。余读之，知是书为少林寺彰江道人家藏之秘本。彰江道人为谁，史实无可考，而少林之技击及其伤科、女科之精奥，则为中医界所公认也。书中多有卓见，为其他伤科书所不及者。吾师乃不自秘，编为讲义，以诲及门，化雨春风，泽被中外，其崇高之医德，虽与日月争光可也。

今者，中国政府重视中医，拟刊师遗著，是书即其中之一，由柯联才医师负责校注。余乃将所藏稿本复印一册，邮寄柯君，以资参校。昔人有言，莫为之前，虽美弗彰；莫为之后，虽盛不传。今吾师此书得柯君之校注，使晦者明之，错字正之，两美相合，其必传殆无疑矣。余才识疏庸，忝列吴门，自愧未能深造。今读是书，不禁怦怦心动，而树潭世兄少年英俊，才华横溢，使天假以年，其成就正未可限量，乃因抗日故，于新加坡沦陷时，竟遭日军检证之毒手，使吾师晚年精神上受莫大之打击，乃潜心佛学，以求解脱。呜呼！天之所以报施善人者，竟如是耶？然是书传，则裨益于医界者甚大，而吾师立言之功为不朽矣！

印雄陈占伟写于新加坡中医学研究院
1986 年 5 月 30 日

盛　序

已故吴瑞甫先生为近代名老中医之一，其博览之勤，治学之严，可为后学之楷模。仁术济世，蜚声海内外。柯联才医师将吴瑞甫先生《伤科要诀》予以整理，公之于世。际兹振兴中医，发掘和整理先辈之经验尤为当务之急，嘉惠后学是值得赞扬的。

盛国荣
1986 年 7 月 7 日

陈　序

厦门同安已故近代名医吴瑞甫先生，学术精湛，素孚隆誉。抗战期间，以民族危亡，匹夫有责为己任，穷搜博采，集纂《伤科要诀》，资以救死扶伤，用心良苦也。柯联才医师勤学苦钻，习作练笔，多有所成。爰将吴老伤科一书整理付梓，实有补于专科专著之继承发扬，且为鹭门医界增光之良举者也。是以为序。

陈应龙
1986 年 8 月 22 日

总　论

一、论伤科首辨气血及此书授受之真传

人身，小天地也。道形于上，人应乎下，故天有日月星辰，无非阴阳十二时之运动；人有气血脉息，不外昼夜周流不息。十二经之循环，营卫如天地之升降也。呼吸似潮水之往来也，是知人身之气血有时因争竞而损伤，犹日月之运行，有因蔽亏而侵蚀也。昔有彰江道人者，内外兼优，于气血流行之术，尤其所长。其治跌打损伤，具明效大验，因请求指教，道人笑曰："汝亦知此法之妙乎！此书吾家得之少林寺，世秘之久矣。以为周身三十六部位，化八道而生八定，使天地开闭之机，而参之五恶七善①、七表八里，所以能起死回生。此乃民命所关，未可轻忽也。"余乃对上天发誓，道人乃按十二条救药，一一传授。以为此书或因一朝之忿，或因大局所关，不得不出于奋斗者，均可临时急救。第学此事者当稽之月余，考之历数，备知一年四季之异同，日夜时辰之妙蕴，方能入于精微之奥。则气血之辨，尤关重要，因辨析如下：

气阳而血阴也，气禀于父，所配乾焉；血禀于母，故配坤焉。人生既本血气而赋形，则血气为一身之荣卫。卦配乾坤，亦必统离坎震艮兑巽诸卦，而纳周身之部位，所以血气无一刻不流行运传于七表八里、五行四体中也。原夫乾居戍②亥之际，坤居未申之中，兑为西方酉金，离居南方午火，震卯坎子、巽已③艮寅，是卦位又分布于十二辰，则气血之运行，讵仅按四时而分昼夜耶？第跌打损伤，先辈多忽略而不详辨，而不知其出于三十六部位，化于八道，生于八定，按十二时辰，以参究血气之流行运动。以之治跌打损伤诸症，或顷刻生死未分，或医治年久罔效，医遵遗法，考部按时，依法施治，无不起

---

① "五善七恶"学说，是中医外科学判断疮疡预后的重要临床指针，首载于宋《圣济总录》，经历代补充、总结而完善。

② "戍"，应为"戌"之误，下同。

③ "已"，应为"巳"之误。

死回生，捷于影响矣。

按：此段精辟地阐述了治疗跌打损伤与分辨气血运行的密切关系及重要意义。《正体类要》曾云："肢体损于外，则气血伤于内。营卫有所不贯，脏腑由之不和。"说明了外伤局部与整体之间的关系是互相作用，互相影响的。所以吴氏说："医遵遗法，考部按时，依法施治，无不起死回生。"

二、血气行度十二时总诀

子时血路行在胆，丑时血路行在肝，肝胆相连气藏魂，借问身体穴何处，乳下三骨过中门（即日月穴）。

寅时血路左畔行，按部求明入肺经，三肌骨节归中过，平地入右一般行（即肺俞穴）。

卯时血路在中央，大肠管局出长强，二十一节骨尖名，大便脱气赴梦乡。

辰时在胃经，血路脐中行，平过开四寸，穴在胃尾停（即中脘穴）。

巳时在脾经，食积如仓廪，借问穴何处，脐中斜过达章门。

午时在心经，血路居中行，问穴在何处，便是太阳经（即心俞穴）。

未时小肠经，四海水通行，若打平地涨，草木永无青。

申时在膀胱，阴阳一理同，若打精水干，佳期永绝空。

酉时在肾经，血路脐中行，问穴在何处，却是背后行（即肾俞穴，在背部命门穴旁开一寸五分处）。

戌时心胞配命门，男女媾精为至尊，借问孔穴在何处，骨中十四正当门。

亥时在三焦，按定腹中超，问身在胞口，松柏本待凋。

按："十二时气血流注歌"亦即"十二经脉昼夜流注歌"，一些伤科书和针灸书中曾有提及，如《救伤秘旨》、《针灸聚英》等均有收载，歌曰："寅时气血注于肺，卯时大肠辰时胃，巳脾午心未小肠，膀胱申注酉肾注，戌时包络亥三焦，子胆丑肝各定位。"其基本内容均相似，皆原本《难经》之说："经脉行气血，通阴阳，以荣于身者也。其始（平旦寅时）从中焦注手太阴（肺）阳明（大肠、卯），注于足阳明（胃、辰）太阴（脾、巳），太阴注手少阴（心、午）太阳（小肠、未），太阳注手太阳（膀胱、申）少阴（肾、酉），少阴注手心主（包络、戌）少阳（三焦、亥），少阳注足少阳（胆、子）厥阴（肝、丑），厥阴复注于手太阴，如环无端，转相灌溉。"但是吴老的"血气行度十二时总诀"独具特色，不仅写得生动形象，而且具体指出经气所集聚、转输的所在。这对于伤科辨治用药有一定的指导意义。吴氏在后部分就有"打伤按十二时调治要诀"及"十二时辰药汤"等专论。

各　论

一、跌打损伤要论

(一)治伤论

大凡跌打先行气血通利二便,并理风痰。伤前宜破,伤后宜补。少壮之人行破可也,老弱虚衰之人行补可也。且金疮枪刀损伤,如出血过多,无兼跌打内伤,只用调补兼去癀,不可执一,须观虚实当加即加,当减即减,细心研究,用药必灵。若打伤无出血,脉须洪大,若脉微沉细者,其症必危。或两手具无脉,须按足太冲脉,若有者,观五行无犯,即可安心。

按坠车落马,打扑跌闪,胸膈手足剑伤刀破,皆损伤也。其症血肉筋骨受病,在痛处专从血论。又宜分血之虚实,皮破血流过多,此血虚也,宜兼补法;皮不破而内伤积瘀者实也,宜破血攻利之剂治之。亡血脉虚弱者生,数实大者死。俗医惟指瘀血停滞,未免呆相。

按:从历代伤科书来看,大都以血症论为伤科辨证基础,如《医宗金鉴》云:"今之正骨科,即古跌打损伤之证也。专从血论,须先辨或有瘀血停积,或亡血过多,然后施以内治之法,庶不有误也。"《伤科汇纂》引《选粹》云:"大法固以血之或瘀或失分虚实而补泻,亦当看伤之轻重,轻者顿挫,气血凝滞作痛,此当导气行血而已。若重者伤筋折骨,如欲接续,非数月不瘥;若气血内停,阻塞真气不得行者必死,急泻其血,通其气,庶可施治。"所以吴氏说大凡跌打要先行气血,即此理也。

(二)看症诀

跌打之症先看目,夫目者,五脏兼属,瞳子属肾,黑睛属肝,白睛属肺,目头大眥属心,目尾小眥属小肠,上胞属脾,下睑属胃。凡看症,病伤目能识见者可治,若睛昏不认人,或目睛直视或上视或斜视,或白睛起红(筋)串过乌仁[①]及眼

① 乌仁:系闽南话,指黑睛,属肝。

睛不能转动者，此系肝绝，难以医治。

其次宜看舌，舌为心苗，如舌硬、舌肿、舌卷、舌短及弄舌不停者，此系心绝，难治。

又次宜诊口，脾开窍于口，如脾败则人中满而唇反，或口开涎沫流出、口如鱼口及唇颤动不止，此不可下药。

又次察鼻，肺主气开窍于鼻，如气息不调、呼吸不知、呼气出长、吸入气短及鼻煽动不止、喘息不休，此肺败最为难治。

又次宜察耳，肾开窍于耳，如呼嗅不闻，无故出血。此为七孔流血，及肾囊睾丸缩，皆系绝症。凡面赤如砖、两颧赤如瘀血状及头颅汗缀如珠凝者，无法调治。

浑身被打，七孔血凝立危。心冷者不治。水火[①]直出者，额中无汗者不治。水火不通，喘气不出者不治。直视者不治，太阳旁骨凹者不治，印堂骨凹者不治，百会重伤者不治，囟门骨破髓出者不治。两太阳穴伤重，眉梢骨折者不治。结喉骨打断者不治。心窝人字骨处打伤晕闷者，久后必死。软骨在两乳下，即食肚[②]，倒插伤者不治。气门在左乳下动脉[③]，即心之行血处，受伤则气塞，顷刻立危。左乳受伤者则咳，右乳受伤者则呃，皆不治。丹田在脐下一寸三分，即近膀胱处，伤重者不治。肾子捏破及伤破者不治，脑后骨破者不治。百劳穴与塞骨相对，塞骨穴道在结喉下横骨上空陷处，此等处伤断者俱不治。两肾穴在脊背，与脐相对之左右，各离一寸三分，打破者，或笑或哭不治。尾骶骨打破者不治。海底穴在前后阴之间，伤重者不治。伤在五脏，面部变本脏之色者不治。跌打时面色如故，言语不转者不治。刀伤五脏出血，疮口如蟹吐沫者不治。手足伸缩者不治，摸衣拉床者不治。刀伤入内，血不出者名曰内漏，急用口吸之，吸又不出者不治。伤在五脏，外红而内青黑者不治。心属赤，肝属青，肾属黑，肺属白，脾属黄，凡打伤伤于心者面赤，打伤肝面青，打伤肾面黑，打伤脾面黄。患此数症，伤及五脏多不治。腰间左右为肾，此二穴被人折膀，令人竖黄多死。小腹受伤，大小便不通，乃大小肠气凝血死。心窝被伤，令人气噎胀满不食，不时作痛。

凡人被打倒者，将伤人扶于水桶上正坐，用大指刺人中。其伤人须扶起

---

① 水火，旧时用为大小便的隐语。出自《水浒传》第八四回："石秀说道：……如要水火，直待夜间爬下来?"《先醒斋医学广笔记》卷之二载缪仲淳治陆作先乃正，咳嗽饱胀痰喘，水火不通，眠食俱废。

② 食肚：穴位名。《少林真传伤科秘方》说："食肚，在心坎下。"

③ 《少林真传伤科秘方》作"气门在乳上脉动处"。

正坐，将手对脊后与心齐，用水推打三五次，病人有声者可治，无声则难治矣。以上皆秘法，乃灵验之口诀也。

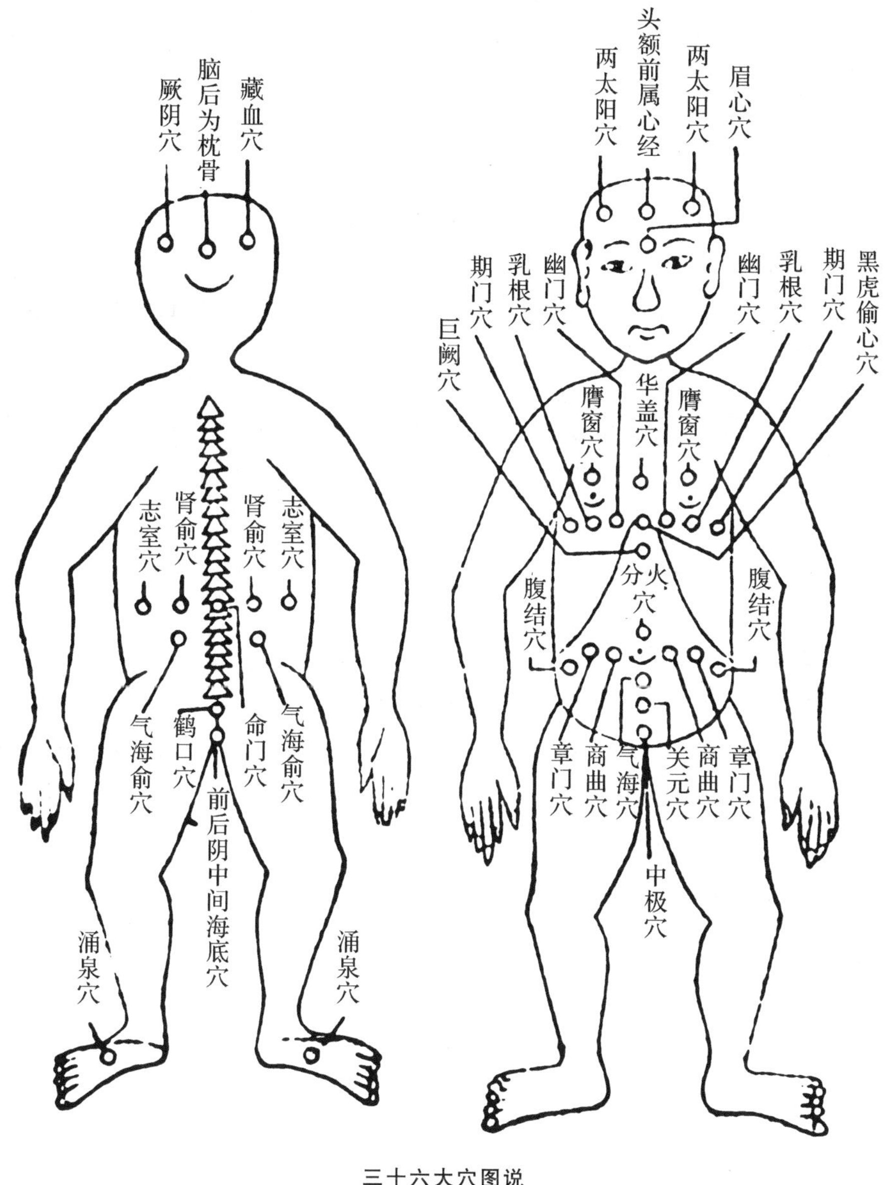

三十六大穴图说

按：关于辨生死，向为伤科看症之重点。所谓不治之症，大多系指伤在要害部位，伤及脏腑或致使气血大量耗伤。如《医宗金鉴》记载十不治症：一颠扑损伤入于肺者，一有内耳后伤透于内者，一左腋下伤透于内者，一肠伤断者，一小腹下伤内者，一伤破阴子者，一老人左肢压碎者，一症候繁多者，一血出尽者，一脉不实重者。《救伤秘旨》有三十六大穴图说，尝云："凡人身上，有一百零八穴，内七十二穴不致命，不具论。其三十六大穴，俱致命之处，受伤者，须用药调治之。"并附有图解，现复制于下，聊供参考。

（三）打伤按十二时调治要诀

打伤分十二时救治，凡习拳术者无不皆然，其方法皆有条不紊，多可得效。兹特类列于下：

凡治伤症者必以四季为主药，打在何部之药，合十二时辰药汤，并用吊膏灸法，无不效验。

十二时辰仙方，又名还魂散

珍珠 0.9 克　琥珀 0.9 克　川连 3 克　熊胆 1.5 克　牛黄 0.9 克　血竭 2.1 克　朱砂 3 克　川七 3 克　煅没药 3 克　沉香 3 克　木香 0.9 克　人中白 3 克　制南星 3 克　防风 3 克　丁香 3 克　玄胡 3 克　大黄 3 克　苏木 3 克　白芷 3 克　槟榔 9 克　珊瑚 1.5 克　檀香 2.1 克　麝香 0.6 克　自然铜 4.5 克　生洋参 3 克

上药共为细末。大人每用 1.5 克，小儿 0.6 克，泡药汤服。按其何部时辰，即用何部时辰药汤。如危急未便，即用乳汁半盏、姜汁半盏、童便半碗和还魂散服。若非症重，只用童便、烧酒各一杯调服。若有感风邪，用风葱一枝，豆豉半把，灯心十二节，灶心泥一小块，纹银一块，姜皮少许，煎汤泡还魂散服。

十二时辰药汤

子时药引：

北柴胡 2.4 克　当归 6 克　川芎 3 克　生地 6 克　玄胡 3 克　白芷 2.1 克　灵仙 3 克　香附 3 克　香茹 4.5 克　斑节 2.4 克　甘草 2.1 克

水一碗四分煎九分，泡还魂散服。

丑时药引：

赤芍 3 克　香附 3 克　黄芩 2.1 克　枳壳 3.6 克　四陈 2.4 克　九层塔 3 克　茜草 2.1 克　红花 2.7 克　桃仁 3 克

水一碗二分煎八分，泡还魂散服。

寅时药引：

枇把叶 3 克　生地 6 克　四陈 3 克　前胡 1.5 克　川贝母 3 克　五加皮 2.4 克　藕节 6 克　九层塔 3 克　黄芩 2.1 克

水一碗二分煎七分，泡还魂散服。

卯时药引：

生地 6 克　归全 4.5 克　郁李仁 3 克　火麻仁 3 克　茜草 3.6 克　九层塔 3.6 克　泽兰 3 克　赤芍 3 克　川牛膝 6 克

水一碗三分煎八分，泡还魂散服之。

辰时药引：

砂仁 3 克　厚朴 4.5 克　香附 3 克　台乌 3 克　枳壳 3.6 克　枳实 3 克

水一碗煎五分，泡还魂散服之。

巳时药引：

泽兰 3 克　砂仁 3 克　郁金 4.5 克　香附 4.5 克　木香 3.6 克　赤芍 3 克　丹皮 3 克　草梢 1.5 克

水一碗煎五分，泡还魂散服之。

午时药引：

桔梗 3 克　山甲 3 克　槟榔 4.5 克　郁金 3.6 克　川连 2.1 克　木通 3 克　苏木 2.1 克　泽兰 3 克　甘草 1.5 克　益母草 3 克

水一碗二分煎七分，泡还魂散服。

未时药引：

车前 3 克　木通 3 克　归尾 6 克　生地 6 克　杏仁 3 克　丹皮 3.6 克　枳壳 3 克　槟榔 4.5 克

水一碗二分煎七分，泡还魂散服。

申时药引：

归全 6 克　桃仁 3.6 克　玄胡 3 克　泽兰 4.5 克　赤芍 3.6 克　金剑草 3 克　山甲 3 克　草梢 1.5 克

水一碗三分煎七分，泡还魂散服之。

酉时药引：

归全 9 克　知母 3 克　丹皮 6 克　川牛膝 4.5 克　泽兰 4.5 克　红花 2.1 克　生地 6 克　地骨皮 3 克　甘草 1.5 克

水一碗四分煎九分，泡还魂散服之。

戌时药引：

当归 6 克　丹皮 4.5 克　丹参 3 克　栀子 3 克　青皮 6 克　生地 6 克　砂仁 6 克　斑节 3 克　槟榔 3 克　草梢 1.5 克

水一碗四分煎七分,泡还魂散服。

亥时药引:

栀子 3 克　归尾 6 克　碎补 6 克　苏木 2.1 克　荷叶 4.5 克　金剑草 3 克　郁金 3 克　侧柏 3 克　首乌 2.1 克　草梢 1.5 克

水一碗四煎八分,泡还魂散服之。

(四)辨证用药方

1.急救方

跌打伤重,命在顷刻,速宜急救,急用回生丹、七厘散。重者用葱汤送下,较轻者用烧酒送下。若惶恐伤处复发者,可取无名异 3～6 克,研末,用酒送下,可保无虞。

回生丹方:

九层塔 3 克　滑石 3 克　茜草 3 克　泽兰 3 克　红花 3 克

水煎汤冲七厘散 1 克服之。

又回生丹方:

三七 3 克　乌肉玉版花(即葵板草)3 克　九层塔 3 克　泽兰 3 克　红花 1.5 克　滑石 0.9 克

用酒一碗二分煎八分温服。伤重者三七只用 1.5 克,不可多用,服此方大破血。

七厘散方:

木香 1.5 克　丁香 1.5 克　乳香 1.2 克　麝香 0.3 克　荜拨 2.4 克　红豆蔻 2.1 克　槟榔 3 克　人中白 3 克　虎骨 3 克　三七 3 克　沉香 1.2 克

除麝香在后合研,余药须先用红酒过制,研细末,每服重 0.9 克。如症重者加龙涎香 1.5 克　正熊胆 0.9 克　本牛黄 0.6 克与前方同研而用。

又七厘散方,又名七龙散、还魂散:

丁香　木香　沉香　三七　豆蔻各 0.9 克　乳香　没药　荜拨　槟榔各 1.5 克　麝香　人参各 0.15 克

合研细末,每次大人用 1.5 克,小儿用 0.9 克。重伤用葱三枝　灯芯一团　茯神　远志煎汤,油虫七只游过,汤泡童便一茶钟送下。轻伤用气酒温热送下。或去人参用丁香　木香　沉香　乳香各 1.8 克　臭槟榔 0.9 克　人中

白　制虎骨　无名异各3克　麝香0.9克　自然铜醋淬七次9克。伤重切不可用酒，轻者用气酒泡油虫服，如无蜼蜨（注：蜼蜨系闽南方言，音gā zuǎ，即蟑螂，俗呼油虫），用油虫屎研末亦可。

治危急死症：

红花　归须　赤芍　金不换　苏木　桔梗　乳香　没药　血竭　破故纸　自然铜　骨碎补　儿茶　山甲各3克　石菖蒲6克　木通2.1克

水二碗煎一碗二分，空心服，为大危急用方。

按："七厘散"向被历代医家视为伤科急救要方，如《良方集腋》说："此方传自军营，凡打伤受伤，屡有起死回生之功。而两粤云贵得此，调治斗殴诸重伤，无不应手立瘥。药固平淡，配制亦易，功效较铁扇散更为奇捷，诚急救之神方，济世之宝筏焉。"有关"七厘散"的处方来源，众说纷纭，大概归纳起来可有三种说法：1.认为出自《良方集腋》，此说最为广泛。2.认为出自《洗冤录》。3.认为系清代方，但早于《良方集腋》。从其处方组成来看，与清·钱秀昌著《伤科补要》之夺命丹较为接近。查阅历代伤科著作，"七厘散"处方不下十余种，虽然其组方各有差异，而均冠以"七厘散"，笔者拙见乃因每次服药分量均为七厘之故而得名。在吴氏《伤科要诀》中，就载有"七厘散"不同处方二副，虽然亦系从古方"七厘散"脱胎而来，然从吴氏这二副处方来看，似乎更偏重于理气开郁。二方中均使用多味理气药物，诸如丁香、木香、荜拨、豆蔻等，这又是历代"七厘散"处方较少见的，亦系吴氏处方用药的一大特点，值得我们效法。

"回生丹"一方也向为伤科救急方，如《伤科补要》说："治极重损伤垂危等症。"一些伤科专著如《伤科汇纂》、《跌伤妙方》等，均载有"回生丹"，但处方也各异。吴氏此方选用闽南一带治跌打损伤常用药"九层塔"，可谓独具一格。

2.打伤不省人事方类

打伤不省人事方：

泽兰　九层塔　金锁匙　金不换　马鞍藤　一条根　铁马鞭　穿山龙　鸡矢藤　自然铜　马蹄金　无名异各9克　红花6克

酒二碗煎一碗，内服。

打伤不省人事发癀：

自然铜醋煅七次　无名异各2.1克　琥珀1.5克　玄胡1.5克　甘草3克

共研细末，酒冲服。

打伤不省人事狂乱：

蒲公英　苦调草　盐酸藤　红面因

以洗米水三杯泡冬蜜30克，或用热酒服亦妙。

打伤不省人事血气攻心：

活雄鸡一只，取初鸣的为好。将鸡剖腹缚在脐中，按一支香久（约半小时左右），鸡头落地取起。

3.打伤吐血方

打伤吐血不止：

韭菜绞汁泡童便服下即止。

打伤血气攻心吐血：

全当归3克　泽兰4.5克　斑节相思6克　虎舌癀6克　川三七7.5克　川黄连7.5克

炖酒和童便或蜂蜜服均可。

4.打伤小便不通方

踢伤小便不通：

大蒜白同盐醋捣烂，置鼎内炮热，缚在痛处，立即通气。

打伤不省人事小便不通：

红糖一团，煎汤从心窝洗起，推至下阴则水自利。

打伤小便不通：

盐酸草捣汁一盏，童便一盏，用酒一盏，火上温热，冲泡盐酸草汁及童便服，立即利水。

凡跌打重伤大小便不通，先用沉香3克　水煎饮，后用陈皮　小金英头　红花　槟榔　穿山龙　凤尾草　山甲　叶下红　酒川芎各3克　当归　苏木各4.5克　乌豆十四粒　相思3.6克　广柏叶一枝　甘草1.2克，水酒各一碗煎至一碗服，渣再。

5.打伤退癀方

凡跌打重伤，先以退癀为急，棍石伤积血急症用益母草15克　茅草根12克　灯心一团　水一碗煎七分泡油虫七只、童便二茶钟或临时先饮童便一二碗亦不妨。如血气抱心，用田蛤仔（即青蛙）三五个先服好。

又血气抱心方:生泽兰　盐酸草　红牯心　薄荷心捣烂绞汁,用气酒盏半温热,泡前汁服之,至泻退癀。又用生蟳(即生螃蟹)60 克,或毛蟹、田蟹俱可。捣烂滃热酒一碗服,或加正榕树叶、红婆头、龙吐珠草、小金英、红脚蚶壳草,合捣烂取汁调热酒服尤妙。再将上药渣炒气酒贴伤处一时久取去,血从大便而出。倘服药后口燥,只用正榕树叶煎汤作茶饮,忌冷水茶。后用药酒:归须　青皮　桔梗　生地　炒栀子　神曲　泽兰　一枝香　虎咬红各 9 克　红花　制虎骨各 4.5 克　小金英　陈皮　杏仁　臭槟榔　茶匙黄　斑节　生乳香　生没药　生大黄各 6 克　生栀子　广木香　枳壳　甘草各 3 克　九层塔 9 克　珠仔草 4.5 克　生乌豆十四粒,炖米酒节次服。

凡重伤起癀颈项木痉方:用老姜一大块,煨热破开,沾油在脑后四边从上推下,搽至颈项软方妙。

6.头面打伤方

头面打伤青肿方:用黄盖纸浸气酒贴上,换二三帖愈。又用鸡卵二个煮熟,趁热推滚。

凡重伤骨凹要起方:生地　小英兰刺头第二层皮　芥菜子,同捣烂,调酒涂一支香久。

凡眼目重伤红肿方:酒生地 30 克　酒红花 9 克,合捣烂,调鸡蛋白外敷,二帖便愈。

7.重伤阳物肾囊方

凡重伤阳物肾囊大如斗者,用益母珠根一撮,面头仔根(若无可用木通代之,灯心草更妙)　车前草、叶下红各一小把,水二碗煎至一碗,泡冬蜜服。若不消化,可用利刀割小口即消,后用好枪刀药敷上效。

8.久积伤方类

(1)久积伤丸

红花　生地　金不换各 9 克　赤芍　牛膝　归须　苦参各 6 克　苏木 9 克　熊胆 1.5 克

研末和炼蜜大丸。

又方:泽兰　相思各 6 克　木香 1.5 克　槟榔　轻粉　乌粉根各 6 克,气酒煎服。按此方轻粉太多,宜慎。

(2)久积通用方

一条根　茜草根，二药炖鸡，猪脚亦可，气酒和服。加入草菊仔头、回生根尤妙。

又方：土川芎　牛托鼻（即地枇杷）　猫公刺头，加酒同猪赤肉炖服。加黄栀根、刺英头亦妙，此方经验过。或用土川芎一味炖赤肉半酒水效。

又方：黄花仔[①]（即冬田中一粒珠）　田乌草　盐酸草，同捣烂，泡蜜水饮。

（3）久积方

红曲一勺　白曲二粒　黄栀头一个　加藤头 2.4 克　泥香头 3 克　小管花头 9 克

俱切细片，未啼公鸡一只，将药纳入腹内，加气酒一中瓶，正冬蜜一盏。

（4）久积散

槟榔　黑丑　大黄各 30 克　木香　茵陈各 3 克　三棱　莪术各 3 克

共研细末，每服 1.5 克，和白糖 6 克。

凡重伤血块攻心，死血不下久积散方：用鸡子胎一个（孵约十五六日者），于新瓦上焙干，乘热研细末，同返魂散（即七厘散）泡红酒饮下，以泻出血母。

血气抱心肿上大小便不通方：白肉豆　蚶壳草　白菊花叶各一大把，捣烂绞汁，泡蜂蜜半盏、童便半盏服。

9.吊筋骨碎凹方

无论新旧损伤及筋骨碎凹，吊之立效，又名天光吊膏。

峣尾蚁巢　牛屎龟　血竭　五加皮各 30 克　防风　荆芥各 6 克　归须 15 克　蜂房一个　生地 30 克　赤芍　白芷　菖蒲头　川椒　胡椒　细辛　羌活　独活　骨碎补　桂子　白芥子　山甲　灵仙　赤小豆　紫荆皮各 9 克　葱头三个　老姜 120 克　绞汁合诸药放在铫内，用酒五瓶，文武火煎二时久，将药渣滤去，加阿胶 300 克　松香 15 克，炼至滴水成珠，取起稍冷，再加磁石　煅乳香各 12 克　没药 9 克　麝香 9 克为末搅和成膏。

神效小吊膏方：治症同天光吊膏。

五加皮　大黄　酒生地各 15 克　赤芍　白芷　乳香　没药　细辛　白芥子　肉桂子各 9 克　生栀子三粒　胡椒　紫荆皮各 6 克　磁石 9 克

① 黄花仔：藤黄科金丝桃属植物地耳草（福建龙溪专区民政卫生组编《实用中草药》）。

头发一团焙过　南香[1]末 30 克　面粉 15 克　红曲粉一大把　煨姜一把，合为末，和气酒及鸡蛋清搅至成膏，敷患处，外用纸盖上。若伤皮出血，先用龙眼肉贴上，后涂此膏。倘临时药末未便，用冰糖 90 克、老姜 120 克绞去汁，二药同捣外敷妙。另小公鸡一只约 300～400 克，去腹内肠杂，鸡头向下地贴 24 小时取去，换膏药敷之。

吊膏方：

黄蜡 90 克　甘石 21 克　白芷 15 克　桂枝 15 克　浙贝母 1.5 克　升麻 4.5 克　石脂 3 克　五倍子 1.5 克　胡椒 0.9 克　乳香 3 克　没药 3 克　五加皮 12 克　磁石 15 克　白芥子 15 克　炉底 30 克　松香 24 克　红丹炒 30 克

桐油一斤半，先将桐油先煮，次下炉底、红丹，煮至得宜，然后下诸药末搅成膏，竹纸包用。

10.打伤外出血方

打伤出血涂方：葱头　柿饼　白蜡　白糖，四味合捣涂患处。

又方：元胡 9 克　苏木 6 克　郁金 2.4 克　红花 2.4 克　无名异 6 克　川三七 0.6 克　自然铜 6 克　血竭 6 克　礞石 3 克　梅片 0.9 克，共为末涂。

打伤皮破血流不止方：百草霜、老姜同捣涂。

又方：柿饼一块，入口内细嚼，调干洋水粉，人乳涂上好。

附止血方：鲎尾烧存性研末，泡童便一钟饮下，加姜汁效。

11.药酒方类

药酒方：羌活　生地　当归各 3 克　乳香　没药各 3 克　防风　木通　栀子各 2.4 克　赤芍　红花　陈皮　白芷各 2.1 克　苏木 3 克，血气盛者加大黄 2.1 克（老人不宜），气酒炖服。

跌打损伤药酒方：归须　刘寄奴　羌活　酒军各 6 克　陈皮　石斛　地骨　木通　杜仲　泽兰　香附　银花各 2.1 克　青皮　甘草　红花各 1.5 克　苏木 4.5 克，煎酒服。

12.跌打杂方

跌打方：苦心根 3 克　泽兰 3 克　鹤虱 6 克，临时入三七 1.2 克研末泡服，久者入小英头一把，气酒、醋半钟，炖二支香久（约一小时）。上部伤饱时

---

① 南香：即伽南香，沉香的别名。

服，中部伤半饥半饱服，下部伤半空心服，上积血则吐，下积血从大便而出。

跌打重伤推血方：伤下部者尤验。

盐酸草　苦桃草　白饭叶　叶下红各一把，合捣烂绞汁炖气酒、蜜服，服后推血从大便而出。老人不可用酒，只用冰糖炖。

跌打久痛丸：玄参　赤芍　归须　生地各2.4克　煅乳香　没药　血竭　白蜡各1.8克　正三七　大茴1.5克　灵仙　桂枝　牛膝各3克　共研末炼蜜为丸，气酒和饮服，起死回生。

涂打伤方：炒芥菜子研末，合生地6克　白曲一粒　五加皮2.4克　楠香适量　鸡子清　赤糯米饭同捣，烘热涂患处。

二、枪刀伤治疗大法

（一）金枪重伤急法救

凡腹中被刀杀入，大小肠流出见风，医人先去指甲，用麻油一盏、米醋一钟和匀，口含喷患人。又将手沾醋，软软随时将肠纳入，急用蕉丝缝上，或用芋梗丝亦可，再用小公鸡一只破腹去肠杂随药敷之。又恐血流一半在外，一半在腹内，血无出路，须用解毒汤饮之，使腹里血从小便而出。解毒汤方：生大黄9克　藕节　归尾　白芷　生芪　皂尖各4.5克　防风　连翘　银花　木通各3克　蝉蜕八只　山甲五片　陈皮2.4克　川连　甘草各1.5克　灯心七条　水碗半煎一碗，油虫瀹汤服。或加玄明粉4.5克泡服亦可。

凡重伤无脉，中气未绝，脚下太冲有脉，用益母草一把　茯神　远志各4.5克　水碗二煎八分，泡胆星末3克　真珠末0.6克　琥珀末1.5克　牛黄　三七各1.2克　鸭蛋一粒合饮。

枪刀伤不省人事定神方：

九节菖蒲3克　竹茹3克　木通3克　茯神4.5克　陈皮3克　胆星3克　蜜桔梗3克　麦门冬3克　蜜桑白4.5克　玄参3克　天门冬3克　犀角1.8克　甘草1.8克　水一碗二分煎八分冲服：朱砂1.8克　天竺黄1.8克　真珠0.45克研末。

（二）病状死征

枪弹入肉每令血脓阻滞，若入脏腑危及生命，近世如达姆弹等，其伤益烈，惨酷尤属无以复加。若流血不止，面色灰白或神智昏迷者危险尤甚，若见壮热神昏脉浮洪数大实虚促者死。被伤入肺者，十四日内死。左胁下伤内者、肠全断者、少腹下伤内者、伤处繁多者、老人左股洞穿者、伤破阴子者、肩内耳后伤透于内者皆死。凡伤天顋穴与眉角、脑后、臂里、跳髀、内阴股，两孔上下、心下鸠尾及五脏六腑之腧者皆死。脑后出髓而不能语、目睛直视、喉中沸声、口急唾出、两手妄举者亦死。凡人被打倒气欲绝者，外肾伸者可治，缩者危矣。凡人被刀伤无血出者，冷毒攻入，用炉火四五个烘热伤者，有血出可治，无血出乃危症不治。

（三）流血不止之疗法

枪弹入肉或入脏腑，每令流血不止，面色灰白或神智昏分，速服云南白药。如无，以三黄宝蜡丸代之。此药服后能使迷，危急万伤处安全立止出血。外以云南白药涂伤口，如无，以三黄宝蜡丸代亦可，或用桃花散、如圣金刀散撒上，以绢帛扎住，止而复流再撒。若药痂过厚怕痛，并以生肌玉红膏涂伤处，外贴陀僧膏以治之。服本集中各止血方必能止。设其人已出血过多，面黄眼黑、精神疲乏，服云南白药、三黄宝蜡丸之外，宜并服八珍汤，甚者独参汤以固根本。（上述诸方组成、功用、用法均见“附方”部分）

（四）枪伤调养法

一忌食鸡羊虾蟹海味。枪弹入肉或入脏腑忌食鸡、鹅、羊肉、虾、蟹、海味，生冷、凉水、烧酒，犯之有生命危险。

二切戒郁怒。患枪伤者，其人切戒郁怒、房欲，并戒谈话、思虑、恐怖。

三常服八珍汤。枪伤入肉或入腑脏愈后，其人精神疲乏、面黄肌瘦久不复元，此因病中流血太多，未曾补养也。调养之法，宜常服八珍汤。

按：枪伤之调养法，吴氏言之颇详。在《虎铃经》中亦谈了八忌，录之以供参考。曰：“人为兵器所伤出血者，必口渴甚，不可妄与热汤及热酒，须干食肥腻之物，取其解渴而已。斯无妨害，即热粥亦不宜多，饮多则血沸出不止。其所忌，盖有八焉：一忌骂怒，二忌喜笑，三忌高声，四忌劳力，五忌妄动，六忌热羹粥饮，七忌过酒，八忌酸咸。此八者犯之，鲜有得生者。”并云：“如失血过多，急宜人参补气，即经所谓‘阳生阴长’之义耳。”（转引自《伤科补要》）

（五）枪刀伤疗治十二大法

枪刀伤初患以退癀为第一妙法，因癀不退则变症，易于危急也。兹录其方法如下：

1.枪伤退癀第一法

退癀汤：刘寄奴 6 克 大疗癀 9 克 不留行 9 克 虎舌癀 9 克 茶匙癀 9 克 泽兰 15 克 甘草 3 克 水煎服。如伤在胸者加桔梗 3 克，伤在腰者加杜仲 9 克，伤在手者加桂枝 3 克，伤在足者加牛膝 9 克。

枪伤初打退癀方：川连 4.5 克 防风 6 克 荆芥 6 克 生地黄 6 克 木通 6 克 刘寄奴 4.5 克 虎舌癀 9 克 水煎服。如无口干，乃是癀已退，切不可服此药，恐致脾败，以致四肢厥冷，反为虚肿气血不行之患。

枪伤初打退风癀散：郁金 3 克 白芷 3 克 山甲 3 克 皂刺 3 克 自然铜 3 克 骨碎补 3 克 生地 3 克 生芪 4.5 克 细辛 4.5 克 荜拨 3.6 克 银茶匙 6 克 土别 6 克 乳没各 6 克 玄胡 3 克 血竭 9 克 牛黄 0.6 克 真珠 0.9 克 琥珀 0.9 克 共研细末，冷酒冲服。

退癀通用方：

大退癀散：珍珠 0.9 克 琥珀 1.8 克 熊胆 0.6 克 川连 3 克 乳没各 1.5 克 三七 1.2 克 珊瑚 1.2 克 金箔 12 张 牛黄 4.5 克 麝香 0.6 克 朱砂 4.5 克 人中白 3 克 天竺黄 6 克 上为细末，每用 1.2～1.5 克，温开水和服。

退癀良方：大疗癀 6 克 虎咬癀 6 克 狗咬癀 6 克 当归 2.4 克 乳没各 3 克 皂刺 1.5 克 僵蚕 1.2 克 薄荷 1.2 克 防风 2.4 克 蔓荆子 2.4 克 蝉退 1.2 克 生地 4.5 克 甘草 1.5 克 水碗半煎八分服。

退癀散：川连 15 克 三七 15 克 大黄 45 克 白芷 15 克 僵蚕 15 克 山甲 15 克 乳没各 15 克 甘草 9 克 为细末。

退癀茶：柳枝癀 6 克 大疗癀 7.5 克 大金菊 6 克 刘寄奴 4.5 克 油虫沙 3 克 牛膝 4.5 克 相思 4.5 克 旧青 1.5 克 水不拘，煎茶泡药散服。

枪伤退癀汤：川连 3 克 黄芩 4.5 克 黄柏 4.5 克 薄荷 2.1 克 蝉退八个 天花粉 4.5 克 防风 4.5 克 白芷 2.4 克 栀子 3 克 木通 3 克 大疗癀 3 克 连翘 4.5 克 甘草 2.1 克 伤重加地别 4.5 克 犀角 3 克 水一碗二分煎八分。

又方：酒军 4.5 克 防风 6 克 大疗癀 9 克 黄芩 4.5 克 银花 6 克 连翘 6 克 天花 6 克 蒺藜 4.5 克 皂刺 4.5 克 川连 3 克 甘草 4.5 克 水一碗半煎一碗。如上部加桔梗，中部加枳壳，下部加牛膝，手伤加续断；昏迷散乱加茯神、菖蒲、远志。

历验枪刀伤退癀茶酒，脏腑无碍饮之效好：大黄 4.5 克　半夏 1.5 克　骨碎补 4.5 克　硼砂煅 4.5 克　自然铜煅 4.5 克　血竭 4.5 克　煅乳没各 4.5 克　陈皮 3 克　煅礞石 3 克　地鳖 21 个　归尾 4.5 克　合研细末，每次用 9 克冲酒饮下。

枪伤刀伤退癀代茶方：生荷叶　生艾叶　生侧柏叶　生地　水煎服或研末为丸，每服 9 克开水冲服。

枪伤退癀涂方：大黄 30 克　黄柏 30 克　黄芩 30 克　黄连 30 克　寒水石 30 克　乳香 15 克　绿豆粉 120 克　合研末，调鸡蛋清于肿处涂之，候其干再涂数次。

枪伤急吊涂方：活磁石 15 克　牙硝 12 克　铁落 15 克　五加皮 12 克　生大黄 12 克　白芷 6 克　合研末，调鸡蛋清涂之。

白膏散方：治刀枪伤外涂退癀。

白蜡 9 克　白糖 6 克　白曲 6 克　煅乳香 4.5 克　煅没药 4.5 克　旧石灰 9 克　水粉 6 克　白矾 3 克　生石膏 7.5 克　冰片 0.9 克　合为末，调鸡蛋清涂。

刀伤退癀涂方：生地　冰糖　风葱头　合捣泥涂立愈。

2.枪伤初打止血退癀第二法

枪伤初打退癀止血汤：生地 4.5 克　连翘 3 克　防风 2.4 克　荆芥 2.4 克　木通 3 克　白芍 3 克　羌活 3 克　银茶匙 3 克　刘寄奴 3 克　红花 1.5 克　栀子 3 克　虎舌癀 2.4 克　甘草 0.9 克　水煎服。

枪伤初打止血退癀涂方：大黄 15 克　黄柏 15 克　寒水石 15 克　南星 15 克　黑蒲黄 9 克　甘草粉 9 克　川连 3 克　南香 15 克　天花 15 克　黄芩 15 克　上为细末，鸡蛋清涂，退癀甚效。

枪伤初打止血散：川连　明矾　血竭　朱砂　寒水石　水龙骨　花蕊石　上共研细末，掺之立止。

3.枪刀铳伤止血第三法

枪刀铳伤血流不止方：柑仔蜜　麝香各少许　为细末掺之，外以黄纸裹贴即止，甚验。然后将黄纸撤去，用生柿果、风葱同蜜捣涂，再服退癀药，方用：大疔癀　泽兰　狗咬癀　水煎服即退癀。

枪刀止血散：血竭研极细末，掺患处立止。

刀伤止血方：炒文蛤 1.2 克　珍珠 0.6 克　琥珀 3 克　冰片 0.6 克　血余

灰 0.6 克　白蜡 3 克　朱砂 1.5 克　山葡萄 30 克　水蛭蜜制煅过 6 克　上为细末掺之。

血流不止方：葱白同冰糖捣烂，用黄纸蘸酒贴即止。

止血真良方：丝瓜叶　红曲，加水煮沸，取起晒干。以叶多曲少，二味配合，有红色为旧米掺之良效。

又方：番石榴叶　丝瓜叶　蔷薇皮各等分，同入尿内浸二个月，晒干为细末掺之。

又方：柑皮新瓦焙黑　乳没　共为细末掺之，立即止血。

五孔流血方：真熊胆　为末，调酒服愈。

4.枪伤初打折骨断筋退癀第四法

枪伤筋骨折断血流不止退癀散：血竭 3 克　硼砂 4.5 克　银茶匙 4.5 克　防风 4.5 克　土鳖 4.5 克　羌活 4.5 克　自然铜 4.5 克　乳没各 4.5 克　共为细末，冷酒泡服。

又方：乳香 9 克　没药 6 克　血竭 1.8 克　香附 2.1 克　陈皮 2.4 克　防风 3 克　自然铜 3 克　骨碎补 6 克　银茶匙 6 克　麝香 0.6 克　地鳖 6 克　三七 1.8 克　罂粟根 6 克　共为细末，冲冷酒服。如伤肉，冲热酒服。如腰骨痛，冲烧酒服。如狗咬冲热酒服亦妙。

又方：血竭 3 克　硼砂 3 克　自然铜 3 克　骨碎补去毛 4.5 克　乳没各 4.5 克　朱砂 4.5 克　银茶匙 7.5 克　防风 4.5 克　土鳖 4.5 克　无名异 4.5 克　礞石 4.5 克　羌活 4.5 克　上为细末，每用 3 克冷酒服，不用涂，只用香菇去蒂敷之。

5.枪伤起子第五法

枪伤起子弹服方：血竭 9 克　骨碎补 15 克　硼砂 1.5 克　半夏 9 克　当归 9 克　木香 6 克　乳香 15 克　没药 16.5 克　自然铜 15 克　醋制七次合为末，另用生半夏 1.5 克　甘草 1.5 克　水一碗煎六分，地鳖 15 克新瓦焙过至透取起，用半夏水浸透，瓦中焙干，同前药合研末，细纱筛过收存，不可泄气。如遇枪伤子弹在内，俟三日后每用 6 克烧酒送下。

吊子膏药：煅磁石 12 克　净三奈 9 克　上肉桂 3 克　川草乌各 4.5 克　煅乳没各 4.5 克　法白曲 6 克　新片松 90 克　挥红丹 60 克　好麻油 210 克，文武火熬成膏。

历验吊枪子膏：真珠 1.2 克　琥珀 1.8 克　阿魏 2.4　克　麝香 0.9 克

冰片 1.5 克　血竭 1.8 克　水粉 1.8 克　白蜡 9 克　黄蜡 9 克　黄丹煅 15 克　丹头 1.8 克　松香 120 克　各另包研末，以麻油煮成膏，收藏磁器中候用。

枪伤起子方：用水银灌入孔内，其子自起。如子入膀入骨不出，可用土猴　牛屎龟即蜣螂虫　国龟市即螽斯　沙鳖　溪虾　春乌糖涂，子即出。如有癀，用生南瓜切片蘸蜜食。

又方：半天雷 3 克　蚯蚓 3 条　丁香 1.5 克　麝香 0.9 克，合为末涂患处。去癀用赤松煎水服，此方能出铁子。鳖血散：苏地鳖七个　朱血竭 6 克　自然铜 4.5 克　合研末，泡酒服。

吊铁子方：七日后方可用。蜣螂虫醋制九次　地鳖醋制　白颈蚯蚓　合研末，用地瓜叶心蘸药末穿入。

吊子弹方：溪内生虾　春红糖缚一二时久，其子弹遂出。如不出者，再换酒涂之。若子弹入深者，24 小时换涂至出为度。

枪子吊出收口方：麝香 0.6 克　血竭 3 克　柿饼一块　与冷饭粒同捣涂。

治枪伤子弹入肉方：生芋　牛粪同春涂验。（林君仲方）

又方：用赤松叶煎赤土水服验。（林君仲方）

枪伤子弹入肉方：牛屎龟春盐糟缚 24 小时久，子弹即出。后用前生肌散收口。（林君仲方）

6.割子不痛第六法

千金马耳散：酒制海马 3 克焙干　木耳 6 克研末，冲酒先服一时，割子不痛。

不痛散：老川乌 3 克　草乌头 4.5 克　白芷 6 克　正蟾酥 2.4 克　北细辛 3 克　合研末调醋涂。先涂半日，割之不痛。

7.枪刀伤解杂毒去铁秽第七法

枪伤及刀伤内有铁秽方：蜣螂虫五只　大黄 9 克　木耳 9 克　磁石 3 克　葱头 6 克　白蜡 3 克　牡蛎灰 3 克　为末调鸡卵清涂之妙。

枪伤伤口内或有布绵或有杂毒，或伤口不通包毒，或有损碍筋骨，用吊金丹先安伤口，后贴药膏；或伤口引流不畅再加生硼砂、轻粉合吊金丹作药枪即开，若是毒离，用生肌拔毒散。若胬肉增生，或伤口腐烂，外用明矾为末掺伤口治之。见效迟者加硼砂、轻粉、黄丹、三仙丹共为末掺之，外用枪伤膏药涂之自效。

吊金丹方：八九日至十四、五日俱可用。清水银 60 克　明牙硝 60 克　生明矾 60 克　赤石脂 7.5 克　花蕊石 6 克　炉甘石 3 克　挥朱砂 3 克　盐少许。水银须用锡粉、茶叶打死，其余药项俱各研末，合置铫中，用碗覆下，外用石膏、赤土调水涂密或用粉沙密盖，文武火煮约一小时，候冷取起。

生肌拔毒散方：三仙丹 0.9 克　明矾 0.9 克　水粉 1.5 克　梅片 0.6 克　朱砂 0.6 克　松香 3 克　黄丹 1.5 克　麝香 0.15 克　川连 1.5 克　儿茶 1.5 克　为末掺妙。

枪伤或刀伤，伤口蕴毒红肿，用猪肝炖茶油服之，伤口即开（排毒）。

8.枪伤接骨续筋第八法

接筋骨膏：白糖 7.5 克　白蜡 45 克　茶油一盏，将蜡油炖化，即入白糖搅匀，摊于油纸上，贴七日痊愈。

吊碎骨方：五香末 6 克　公丁香 3 克　乳没各 2.4 克　南香 6 克　共为末，调酒外敷吊之。

接骨药方：鸡骨 9 克　楠香末 3 克　乳香 1.5 克　没药 1.5 克　大黄 3 克　五加皮 3 克　柏葜一大把　新瓦片浸尿一个月可用，愈久愈妙。合捣为末，用鸡蛋清三四个调涂，外用杉木板夹固，以带缚系，三日一换。

又方：柏葜舂盐糟，炮热涂之，外用杉带扎紧。

接骨不痛方：菜种头 30 克　水二碗煎一碗先饮，接骨不痛。

筋断骨折涂方：五加皮 18 克　生大黄 18 克　白芷 18 克　川牛膝 18 克　赤芍 18 克　川连 9 克　乳香 18 克　没药 18 克　天花粉 9 克　川七 6 克　肉桂 3 克　川乌 9 克　草乌 9 克　共为末，先将药末炒热，即入白芥子 18 克　南星 30 克同炒至烟尽为度，研细末调酒和南香涂。

接骨良方：生地 9 克　小茴 3 克　酒当归 3 克　续断 3 克　骨碎补 6 克　自然铜 6 克醋淬七次　白蜡 6 克　和酒炖服。

筋烂断良方：先用韭菜汁、侧柏汁浸洗，再用炉甘石 3 克　轻粉 0.9 克　川连 1.8 克　冰片 0.15 克　灯泥 0.9 克　风尾 2.4 克　为细末调公猪油抹。

筋断良方：乌踏莿根[①] 9 克　半酒水炖服，一伏时[②]筋即相续。

筋缩洗方：当归尾 15 克　海风藤 18 克　番苏木 9 克　酒红花 6 克　水酒童、便煎洗。

---

① 乌踏莿根，疑为鸟踏刺根，即两面针根。

② 即“一复时”，“伏”与“复”可以同声通假，指二十四小时。

筋不能伸缩方:生熟地各 6 克　酒归全 4.5 克　宣木瓜 3 克　酒续断 3.6 克　炒薏仁 9 克　北秦艽 3 克　酒杭芍 4.5 克　石南藤 5 克　水煎服。

9.枪伤消肿止痛排脓第九法

枪伤刀伤疼痛发癀消肿止痛方:天花 30 克　白芷 6 克　南星 6 克　乳没各 18 克　姜黄 15 克　五加 3 克　白芨 9 克　白蔹 9 克　黄柏 15 克　川草乌各 18 克　五倍子 6 克　炒栀子 6 克　炒白芥子 6 克　甘草 9 克　楠香 9 克　共为末,调麻油米醋涂,或加生地、风葱头捣涂亦效。

枪伤刀伤疼痛化脓宜养血解毒汤:当归 7.5 克　生地 6 克　熟地 3 克　醋川芎 4.5 克　连翘 3 克　木通 3 克　山甲 4.5 克　皂刺 3 克　生芪 4.5 克　甘草 1.5 克　水一碗半煎八分。如头部加荆芥、防风,手部加桂枝、桔梗,足部加牛膝。

枪伤刀伤疼痛化脓有癀者宜解毒汤:当归 6 克　生地 4.5 克　玄参 4.5 克　川连 2.4 克　黄柏 3 克　连翘 3 克　栀子 3 克　秦艽 3 克　灵仙 3 克　鳖甲 3 克　粉草 1.5 克　水煎服。

枪伤退癀消肿止痛涂方:生大黄 9 克　川连 8 克　黄柏 6 克　甘草粉 4.5 克　天花 6 克　南星 3 克　白芷 4.5 克　乳没 6 克　寒水石 4.5 克　川草乌各 3 克　生地 9 克　为细末,调蛋清涂,或调麻油亦可。

10.枪伤刀伤生肌收口第十法

枪刀伤及诸痛生肌散:大的青蛙一只,新瓦焙为末存性,同冰片少许和匀,调茶油抹,立验。(注:吴氏在《保存医学国粹书》一文中,亦曾谈及用西洋参、青蛙、猪肉炖服以生肌,效如桴鼓之实例,可供参阅。)

枪刀伤及诸痛收口神应散:珍珠 0.6 克　琥珀 0.9 克　麝香 0.3 克　冰片 0.9 克　朱砂 0.9 克　儿茶 0.9 克　血竭 0.9 克　乳没各 2.4 克　赤石脂 0.9 克　寒水石 0.6 克　象皮 3 克　钟乳石 3 克　白蜡 3 克　阿魏 0.9 克　代赭石 1.2 克　甘草 0.9 克　为细末贮用。

生肌散:治枪伤诸伤及诸溃疡收功甚效。煅炉甘石 3 片　血竭 9 克　彩龙骨 3 克　乳没各 6 克　海螵蛸 3 克　朱砂 3 克　轻粉 1.5 克　象皮 3 克　冰片 0.9 克　共研细末备用,能生肌。要收口加赤石脂 3 克　胭脂米 2.4 克　生石膏 3 克　白蜡 3 克　珍珠 0.9 克　琥珀 1.8 克　麝香 0.9 克　共为极细末贮用,收功甚速。

生肌八宝散:象皮 6 克　血竭 3 克　龙骨 3 克　白蜡 6 克　珍珠 0.9 克

冰片1.2克　丹头1.5克　麝香0.9克　阿魏0.9克　朱砂0.9克　为极细末。此方治枪刀伤伤口不开，皮肉坚硬，癀束在内，以此散吊之。

生肌方：乳香9克　没药6克　石脂6克　彩龙骨6克　水龙骨6克　梅片1.5克　黄柏1.5克　水粉9克　象皮15克　朱砂15克　川连9克　白芷6克　甘草6克　儿茶6克　真珠1.5克　炉甘石9克　白蜡9克　合为末掺之，妙在能收伤口。

生肌散：绿豆粉9克　冰片0.6克　合研细末掺。

生肌收口方：龙骨　雄猪膀二味合春涂之。

又方：白蜡3克　冰片0.3克　海螵蛸1.5克　儿茶1.5克　雄猪脊髓一条，合四味药合捣涂之，其验如神。

金疮止血生肌散：煅乳香6克　煅没药6克　煅儿茶6克　正血竭6克　松香6克　此五味先研为末，再用正白蜡6克共和收贮存用。

11.枪伤伤口收功后再化脓第十一法

枪伤刀伤收功后再化脓方：疮症化脓俱效。生熟地各6克　当归4.5克　酒川芎4.5克　酒芍3克　山甲4.5克　皂刺3克　连翘3克　甘草2.4克　水煎服，能托毒生新去瘀止痛。

枪伤刀伤收功再发涂方：海螵蛸1.8克　炉甘石3克　朱砂2.4克　冰片0.6克　赤石脂1.8克　水银3克　三仙丹1.2克　乳没各2.4克　共为细末，和生桐油涂。

癀退肿未消方：煅乳没各6克　广木香9克　炒赤芍4.5克　台乌药7.5克　研末和糯米饭捣涂。

12.枪伤拔毒消肿生肌收口膏药第十二法

万应膏：治枪伤拔毒生肌收口。

珍珠0.9克　琥珀0.6克　血竭0.9克　象皮1.5克　儿茶0.6克　冰片0.9克　乳没各0.9克　川连3克　麝香0.9克　阿魏0.9克　丁香1.5克　檀香3克　木香1.5克　赤石脂3克　龙骨3克　白蜡1.2克　共为细末。另用飞过黄丹45克　松香60克　白蜡30克　各另包。又用千里及　五倍子　川草乌　南星　天花　白芥　白芷　五加　白芨　白蔹　大黄　赤芍　归全　栀子　生地　黄柏　黄芩各6克　入麻油375克浸三日，炭火煮至黑色，滤去渣，即下松香、白蜡，次下黄丹。熬至滴水成珠，取起稍冷，即下前药末，桃柳枝搅匀备用。

枪伤及恶疮收口膏：象皮末 15 克　白蜡 30 克　血竭末 9 克　松香 3 克　白石脂末 9 克　龙骨末 4.5 克　乳没末各 3 克　阿魏 6 克　用茶油 60 克　白打马油 60 克先煮去渣，即入阿魏及药末一同熬成膏。取起稍冷，再入冰片，用柳枝搅匀贮用。

枪伤及诸痛头风拔毒万应膏：归全　生地　川芎　赤芍　天花　白芷　大黄　黄柏　黄芩　栀子白芨　白蔹　五倍子　川草乌　羌活　防风　荆芥　细辛　三奈　用麻油 300 克浸一夜，煮黑去渣，入黄蜡 15 克　松香 30 克　熬化。次下黄丹 120 克搅匀，再下明矾 7.5 克，又下磁石 12 克，用槐柳枝搅至滴水成珠贮用。亦可加好枪刀药散搅匀。

枪伤收口及拔毒俱效方：当归 6 克　生地 6 克　赤芍 3 克　玄参 4.5 克　川芎 3 克　白芷 3 克　天花 6 克　南星 3 克　文蛤 3 克　白芥子 3 克　大黄 3 克　黄柏 3 克　白芨 3 克　白蔹 3 克　川草乌各 3 克　紫草 3 克　茜草 3 克　淮牛膝 3 克　刘寄奴 3 克　防风 3 克　荆芥 3 克　羌活 3 克　山甲 3 克　甘草 3 克　麻油 120 克　蓖麻油 120 克　香油 120 克　打马油 120 克，上药入诸油内浸五日，煮黑滤去渣，下黄白蜡各 15 克　松香 30 克　熬化，再下黄丹 150 克　明矾 9 克　磁石 12 克　柳枝搅熬至滴水成珠，即下乳没各 3 克　血竭 1.5 克　儿茶 1.5 克　象皮 3 克　赤石脂 3 克　轻粉 3 克　樟脑 3 克。上为细末，和匀合用。

（六）枪刀伤通用方

1.枪刀粉类

枪刀粉又名白蜡膏，春夏用乳，秋冬用蜜，若用鸡蛋清更妙。治破烂出血经验。真珠　血竭　胭脂米各 1.5 克　琥珀　乳香　没药炒　象皮煅　水粉挥　朱砂　寒水石各 3 克　冰片　麝香各 0.9 克　儿茶　轻粉　雄黄　甘草粉各 1.8 克　石脂　松香各 6 克。加樟脑可去刀锈，若无，用茴香 15 克代之。

枪刀粉膏：人参 0.3 克　麝香 0.3 克　正象皮 0.9 克　冰片 0.3 克　丁香 0.3 克　黄蜡 0.3 克　白蜡 0.3 克　血竭　朱砂　真珠各 0.3 克　生熟石膏各 0.3 克　乳香　没药各 0.3 克合为末，轻伤者用末掺，重伤者加冰糖、柿饼合药末捣成膏，涂患处，伤愈自落，不可揭去。膏药合捣药末者加鸡蛋清，若人乳更妙，蜜亦可。

枪刀粉：铁甲将军　丝瓜叶　吉贝叶　春烂缚，或各炒末，暑天用老姜舂洗去涩水，加冰糖同公猪拔膀捣涂。

枪刀粉：朱砂 3 克　冰片 1.5 克　乳香 1.5 克　没药 1.5 克　血竭 1.5 克　儿茶 0.9 克　炉甘石 3 克　赤石脂 0.9 克　为极细末，贮磁瓶中备用。

枪刀粉：行军用。猪骨过漂雨露，愈久愈好，浸尿烧灰存性，毋论刀伤，枪伤血流不止，立敷立验。此粉最善止痛消肿生肌收口止血，或身上燥热抓破皮出血，将此粉掺之，立即过皮。

又方：丝瓜叶冬天采者为佳，陈壳灰[1]重用，须用陈久的为好，冰片 0.3 克，水粉 3 克，共为细末，能止血收口。

又方：鲎壳过漂雨露，愈久愈好，烧灰存性，外掺。

2.枪刀膏类

红毛枪刀膏：真珠 6 克　琥珀 1.5 克　朱砂　冰片　血竭　儿茶各 0.6 克　乳没各 2.4 克　象皮龙骨各 3 克　甘草粉 2.1 克　共研末，调公猪油捣成膏，磁器收贮。临用之时，摊开烘烤，适度敷上。外用鸡卵清扫上，应收收效，神机莫泄。

枪刀膏：黄蜡 30 克　松香 12 克　樟脑 6 克　朱砂 4.5 克　将黄蜡、松香炖烊，调入樟脑、朱砂成膏。

枪刀膏续筋骨方：煅乳香 2.1 克　煅没药 2.1 克　血竭 1.5 克　儿茶 1.5 克　白蜡 3 克　冰片 1.5 克　胭脂米 3 克　煅象皮 3 克　真珠 0.9 克　琥珀 1.5 克　松香 30 克　猪龙骨髓三条，合捣涂，或用此药搅乳、蚯蚓。须打烂，和茶水粉抹之即好。

枪刀膏：又名过皮膏。象皮 15 克　白蜡 30 克　血竭 9 克　龙骨 6 克　松香 15 克　白石脂 9 克　乳香 6 克　没药 6 克　冰片 0.6 克　另包，共研细末，先用白打马油 60 克　茶油 90 克，上火过煮炼，即下诸药末，再下阿魏煮成膏。取起离火，下冰片搅之，用瓷器收贮，退火候用。

3.杂方类

秘传枪刀药：自然铜 18 克醋炙六次　血竭 12 克　乳没各 21 克　礞石 12 克　骨碎补 18 克去毛　土鳖 3 克酒制五次　茶匙黄 18 克醋炙三次　共为细末，每用 3 克，小儿减半。首次刘寄奴汤送下，二次酒泡服，每日服二次，至疮口生新肉。外用香菇去蒂浸醋缚疮口。

---

① 陈壳灰：即旧蚬子壳灰（《证类本草》）。

神验枪刀药：无名异　花蕊石各等分　过锻尿，晒干研极细末收存。

又方：降真香焙研极细末用之，甚效，能生肌止血。

枪刀药：真珠 0.06 克　麝香 0.12 克　冰片 0.09 克　白蜡 3 克　象皮 2.5 克　血竭 3 克　乳香 1.5 克　没药 1.5 克　朱砂 3 克　黄牛粪　茶油　蜂蜡，上三件酌量，黄牛粪须漂露至白。用炭火烧灰　樟脑 1.5 克　共研细末。

枪刀重伤急救方：冰糖 120 克　老姜 90 克　合舂烂，用雄鸡一只，剖腹去头足及肠，不可动及冷水，乘其热时将冰糖姜泥藏于鸡腹内，缚于伤处，立即退癀袪风解毒。此为临时救危之捷法，然后服药医治可保无虞。

刀伤服药方：红花　桃仁各 1.8 克　生地　银花　栀子　白茯苓各 3 克　天冬 0.9 克　连翘　白芷各 1.8 克　桔梗 2.4 克　沉香 1.2 克　甘草 3 克　长流水碗半，煎一碗服。血若未止，加茅根 12 克，黑蒲黄 6 克。若大小便不通，加木通、车前合煎。

刀伤方：自然铜 6 克　礞石 6 克　血竭 3 克　煅乳香 1.2 克　煅没药 1.1 克　防己 2.4 克　香附 2.1 克　陈皮 1.8 克　生芪 1.5 克　骨碎补 6 克　茶匙黄 3 克　地鳖 4.5 克　麝香 1.5 克　共为细末，临症审用。见血冷酒泡服。

被刀伤方：白棉花调鸡蛋清涂。

治枪伤方：用尿桶箍、铁锈合浓煎，冷服，单用铁锈煎亦可。疮口用旧大麦置鼎内煅至黑存性，研末，调雨水抹之愈。每顿饮食，须服冷粥，佐盐萝卜，不可食干饭及热饭，亦不可食太饱（林君仲方）。

（七）附　方

1.云南白药秘方

山茨菇 60 克去皮洗净焙　川文蛤 60 克（一名五倍子）捶破洗刮　千金子 60 克，去壳用纸包裹，换纸研数十次，去净油成霜　红芽大戟 90 克，洗焙　天竺黄 90 克　雄黄 60 克　刘寄奴 90 克　麒麟竭 90 克　归尾 30 克　朱砂 30　克　儿茶 30 克　净乳香 21 克去油　琥珀 9 克　轻粉 9 克　水银 9 克同轻粉研，不见星　麝香 9 克　川三七 90 克　京牛黄 60 克，隔汤煮数十次，去浮沫，用山羊肉 21 克拌晒。如无山羊肉，以子羊肉代之　自然铜 60 克煅醋淬七次　活土鳖净末 154 克　红花 60 克　上各秤定分量，共研细末。轻者每服 0.45 克、0.9 克，重者 3 克；小儿每服 0.21 克，重者 0.3 克。如欲为丸，宜以好黄蜡 720 克炼净，滚汤坐定，将药投入，不住手搅匀，取出为丸桐子大，储瓷罐内勿泄气，服法与药散同，如无真天竹黄，以真胆星 90 克代之。

主治：枪弹入肉或入脏腑流血不止，危在倾刻，速服 3 克，吃酒数杯，睡一时汗出则愈。又治一切跌打损伤及破伤风，劳力成痨，女人产后恶露不尽致生怪症，瘀血奔心，痰迷心窍，危在旦夕。一切饮食药毒、蛊毒，瘴气恶菌，河豚毒及自死牛马猪羊六畜肉等，以致昏乱卒倒或生异彩病症者，用清水调服，轻者 0.9 克，重者 3 克。或吐或泻，其人必苏。

按：云南白药原名“曲焕章百宝丹”，其创始人是云南著名民间草药医生曲焕章。曲在本世纪初叶，根据明、清以来流传于云南民间的中草药物，通过不断地实践而创制。原系云南曲焕章父子药房出品，1955 年由其妻缪兰英和其子曲万增等献出了该药配制“秘方”，经昆明市卫生局批准，由昆明市制药厂生产，改名为“云南白药”。

云南白药向被视为伤科要药，对于刀伤、枪伤，跌打损伤等出血者，以及外伤血肿疼痛者，均具卓效。通过几十年的临床实践，证明云南白药的功用，并不局限于伤科，也可应用于内、外、妇诸科疾病。归纳其主治范围有：(一)内科病证：各种血证，如消化道出血、支气管扩张咯血、脑血管出血(包括脑溢血、蛛网膜下腔出血)、血液病出血等，以及慢性胃院痛、胸痛、胁痛等。(二)外科疮疡。(三)妇科病症：如崩漏、痛经、闭经、产后瘀血、白带等。(四)喉科病证：咽喉肿痛(包括咽炎、扁桃体炎)。

考云南白药的组成，因系秘方，故秘而不宣，于是难免有众说纷纭之歧，吴氏这里所收载云南白药的组成，就其可靠性来说，也令人怀疑。据查阅云南一带医药部门的报道，其主药大概为：三七、重楼(又名蚤休或称七叶一枝花)、披麻草、独定子及冰片、麝香等。其功效为：止血定痛、消炎散肿、活血化疲、清热解毒、补血生新、防腐生肌、调理月经等七个方面。

根据现代药理研究，云南白药在一定条件下，可增加心肌营养性血流量，可显著增加肝脾中吞噬细胞的吞噬能力。由此说明它有增加机体的免疫功能。

云南白药的用量：(1)成人每次常用量为 0.2～0.3 克，每日 2～3 次。如病重体壮者可酌量增服，但最多每次不超过 0.5 克，每隔 4 小时服一次。若无不良反应，可连服多次。(2)凡小孩在两岁以内，每次服 0.03 克；5 岁以内，每次服 0.06 克。近几年来，曾有报道服过量云南白药而引起中毒的病例，其中毒时可出现头晕、眼花、站立不稳、恶心呕吐、舌头及全身发麻、烦躁不安等症状。如不及时抢救有生命危险。据报道可用甘草 30 克加水 200 毫升煎服，一般数日内可解除。特录以供参考。

2.三黄宝蜡丸

藤黄 120 克,以秋荷叶露泡之,隔汤煮十余次,去浮沉取中,将山羊血伴入晒干。天竺黄 90 克　雄黄 90 克　红芽大戟 90 克去骨　刘寄奴 90 克　血竭 90 克　儿茶 90 克　朴硝 30 克　当归尾 45 克　铅粉 9 克　水银 9 克　沉香 9 克去油　真麝香 9 克　琥珀 6 克　上研末,须细和匀,将水银同铅粉放在铁锅内,火上热研为末,入前药内共研匀用。

净黄蜡 720 克放瓷器或铜器内,加热开水炖化,将药入内,不住手搅匀,待半冷捏作小丸,装瓷罐中。病重者每服 3 克,轻者每服 0.9～1.2 克或 1.5 克,热黄酒调下,立刻转机。倘受伤至重,则连服数次,如马枪弹伤危在倾刻,服 3 克,饮酒数杯,睡一时汗出则愈。如外敷用香油隔滚汤化开,鸡翎扫上。服药后饮酒三日,出汗更妙,忌凉水、生冷瓜果、发物、烧酒。如久病势重者,服数丸极能舒筋活络,去瘀生新,有起死回生之妙。

3.桃花散

白石灰半升,洒入冷水使石灰成细末,与大黄 45 克同炒,至灰变为红色。然后去大黄,将石灰过筛取其细末,用凉开水调和敷于患处。本方有止血收敛作用。

4.如圣金刀散

松香 210 克　生白矾　枯矾各 45 克。

上药共研成细末,再用瓷罐贮藏备用。主治刀伤血流不止,外撤患处。

5.陀僧膏

密陀僧研末 600 克　赤芍　全当归　赤石脂研　百草霜筛研各 60 克　乳香去油研　没药去油研　孩儿茶研各 15 克　苦参 120 克　桐油二斤　香油一斤　血竭研 15 克　川大黄半斤　银黝 30 克

以上药味,先将赤芍、当归、苦参、大黄四味,放入油内煎枯,直至滴水成珠,再加入陀僧末,用槐枝柳枝搅拌,将百草霜细细筛入,搅拌均匀,再将其他药味筛入拌匀,然后倾倒在水盆内,反复拉扯约千余下,贮藏在瓷盆内,常用水浸泡备用。本膏专贴各种恶疮、流注、瘰疬以及跌扑破损、金刀误伤等。有消肿、止痛、收敛、止血、生肌的作用。

6.生肌玉红膏

当归 白蜡各60克 白芷15克 轻粉 瓜儿、血竭各12克 甘草36克 紫草6克 麻油一斤

以上药味，先将当归、白芷、紫草、甘草四味放入油内浸三天，然后倾在大勺内，用慢火熬到微有焦枯颜色，以细的绢滤去渣，将油再放在勺内煎滚，加入血竭溶化，再加入白蜡烊化。另用茶杯四只，预先浸放在水中，将膏分作四份，倾入茶杯内，等少许时间，加入研极细的轻粉，每杯3克，搅拌均匀，隔日即可使用。

本膏治疗痈疽发背和各种已经溃破的疮疡，以及棒棍所伤等症。用于有脓时，先用甘草汤洗涤，重的用猪蹄汤淋洗，再以消毒纱布将疮口擦干净，挑膏在消毒的瓷板上搅匀，遍搽在新生的肌肉上，外面用太乙膏覆盖。疮大的每日洗换二次，同时内服大补气血药，新肉即能生长，疮口自然收敛。是外科生肌收口中一种常用的有效药。

三、通治方

跌打伤、刀伤、枪伤总治法

损伤各科，甚为危急，必先有总治法以退癀止血定痛，方足以资应付。兹特首列方法如下。

大七厘散：治跌打伤、枪伤、刀伤。

柳枝癀9克 骨碎补7.5克酒炒七次 自然铜4.5克煅淬醋七次 血竭9克 五加皮3克 郁金3克 三七3克 熊胆1.5克 锦蛇胆1.5克 四陈6克 煅乳没各6克 朱砂9克 虎骨6克 香附1.8克 煅礞石3克 茶匙黄6克 益母草7.5克 铁树皮3克 共研末，泡烧酒服。有力富贵之人，可加珍珠3克 牛黄1.5克 麝香1.5克。此方服之，癀即不起。

起癀推洗方：早春苗草切细，用水锅煎至半锅外洗。

起癀涂方：胭脂五六块 鸡卵清适量 麝香少许 搅和涂四边肿处一时久，仍用胭脂搅鸡卵清涂至肿消。

又方：生地1.5克 捣烂，调鸡卵清二三个涂妙。

起癀内服外涂方：葱头 白颈蚯蚓舂烂合尿壶底涂。每次将芥子炒研末，加油虫七只用滚汤泡服，加灯心一团亦可。

又退癀解毒汤：正冬瓜120克 槟榔6克 灯心一团 蝉退身二十个

归全 茯神各 3 克。如食油腻起癀加仙查 4.5 克，水碗半煎一碗，瀹葱三枝 油虫七只，将药汤服二三帖愈。或一月，或月余食油腻起癀一概治之。

又退癀汤：防风 荆芥 银花 川芎各 2.4 克 生地 生芪各 4.5 克 当归 白芷 胆星 皂莿 秦艽 连翘 陈皮各 3 克 山甲三片 灯心一团 川连 甘草各 1.5 克 黑蒲黄 2.4 克布包 蜜水一碗半煎八分服。

又食牛肉起癀，先只用生薄超捣饭粒敷。

凡伤破起癀肿方：蔓桃花根、叶下红、蚶壳草、水闸各一把，舂去汁，红糖一块合舂烂，加蜜半盏，置火中煨热涂四边。中留孔，蒸水自流出，敷二帖好。

回魂散：又名神仙接骨紫金丹。专治跌打损伤、骨折筋断、刀伤、枪伤等症，均极神验。煅硼砂 6 克 乳香 6 克去油 没药 6 克去油 正血竭 6 克 骨碎补 6 克 当归尾 6 克 地鳖 6 克，用苏夏末调油浸焙四五次，去足 五铢钱，此乃古铜钱，唐朝开通元宝，有五铢二字为妙。煅淬醋四十九次。甘草水飞，晒干，每用 6 克 花蕊石煅甘草水飞 3 克 无名异 3 克。此散专治跌打损伤，不论男妇老幼，骨折筋断、筋聚筋翻、瘀血凝滞、疼痛、刀伤枪伤、出血不止，服之止血定痛。大人每月服 0.24 克，小儿每服 0.12 克，用好酒一大钟，温热泡服。老人及虚弱者各加人乳一匙，童便少许和服。

凡跌打损伤，皮未破者，可就伤处用老姜蘸麻油烘热推之，推至觉渐热，然后服药。久伤者用食盐炒赤，以酒瓮布四重包熨之，经数次然后服药。患者宜盖被，总要伤处温暖，夏天亦宜棉裘盖伤处，均匀见风，越一二时许，察其受伤之处，不痛者能知痛。若痛者能止，隔宿即愈，如未痊愈，再服一次，病根尽除。如患刀枪剑戟伤损出血不止，或枪伤血流不止，疼痛不定，其人昏沉势重，危急之际，亦用温酒服，能止血定痛、退癀消肿。若要瘥伤口者，可将此散撒之，疮口自敛，生肌结痂过皮。如筋断骨折者，服之能自接。如有瘀血凝结停滞者，服之能从大便而下。倘或骨折筋断已愈，后年深月久，患处尚作痛者，须用赤榕树根 生松针 石壁藤各一把 血余一团 文旦柚皮约略 童便一碗煮数沸，再入酒头一碗，再煎一沸，取起熏洗患处，使内外气血宣通。乃将药散温酒泡服，盖被而睡，切忌风凉，亦忌食芽茶、鲜菜生冷之物，以及面、酱品之类。此方乃异人传授，取效如神，妙难尽述。亦治新吐血，及妇人经期不调，俱用温酒泡。如是新伤，加大黄，久伤切不可加，慎之。如年久打伤筋骨不舒，难于举动者，先以五加皮煎汤洗之。若是金枪伤诸出血者，用冷酒泡服之，恐用热酒致引风起癀。

按：接骨紫金丹向被伤科医生视为续筋接骨之秘方，且各家虽方名同而组成则多各异。如《伤科汇纂》、《伤科补要》均载有接骨紫金丹方，但组成则各异，同样吴氏这里所载之回魂散（又名神仙接骨紫金丹）的组成又与上述二书所载之方不同。至于服用方法，以吴氏述之最详，且用途并不局限于伤科之接骨，对于诸如枪刀出血不止，也具止血定痛、退癀消肿之效。

跌打坠殴马踢刀箭等伤，止血止痛方：白附子 360 克　白芷　天麻　防风　羌活　生南星各 30 克[①]　共研极细末，敷于破伤处，不忌风。如伤重者，可取数克浸黄酒服之，不可过饮，恐多饮其人昏迷麻倒。但虽如此亦无妨，少倾神定无碍。倘皮内青肿，用水调敷立愈。

凡跌打枪刀石碓棍铁诸伤，破皮断筋碎骨，须用溪菖蒲或渊草根一把，舂烂绞去汁；老姜一大块，舂烂绞汁洗；冰糖 60 克先研细。后合上药舂，调人乳少许，涂上妙。又用药多少，随症大小，取时变通。

治打伤筋断方：用水蛭焙干研末，点筋头，筋即生来相接（林君仲方）。

又治脚筋断方：用甘草粉点两头筋，自生来相接。

诸葛武侯人马平安散：治跌打重伤欲死口不开，并治男女心腹绞痛、小儿惊风危急、风痧、中风不语等症俱愈，甚至猪牛马亦可用：琥珀 1.5 克　珍珠　麝香　冰片　青盐　牙硝各 0.6 克　荜拨　皂荚　朱砂　雄黄　硼砂各 3 克　合研细末。患痧心腹痛、惊风用新笔润清水蘸药点目内角，男左女右。

按：方名“人马平安散”，可见系人畜通用方。本方在其他伤科书及方书中亦见收载，但吴氏方较一般方书所载“人马平安散”之组成，增强了解毒通关之力，诸如雄黄、荜拨、皂荚等均为其他同名方所未见。故其避秽解痧之力尤胜于他方。

通关平安散：皂角 1.5 克　细辛 1.5 克　朱砂 0.9 克　薄荷 1.5 克　雄黄 0.9 克　麝香 0.3 克　冰片 0.6 克　牛黄 0.3 克　川椒 0.6 克　琥珀 1.5 克　闹羊花 1.2 克　共研末。不论伤风及寒暑痧毒，心腹绞痛，忽然昏眩倒地，不省人事，并治小儿急惊内吊等症，或跌打损伤，不省人事。吹男左女右鼻中，必然转动，即以救急君药服之。

刀伤枪伤跌打伤俱可用方：白蜡、白糖各 15 克　白曲 10.5 克　煅乳没各 15 克　白矾 0.9 克　石膏 15 克　陈石灰 12 克　水粉 15 克　梅片 1.2 克　合为细末，调鸡蛋清涂神验。（林君仲方）

跌打刀伤流血方：扁柏叶捣蜜涂，或金凤花捣蜜涂上好。

① 原书漏“克”字，据前后文意补出。

拔毒止血方：血竭　妇人头发烧灰　合研细铺新艾上，涂患处。

治破皮止血方：锅盖上泔粕取起涂上，入人乳少许涂亦可。又铁马鞭草舂去汁，入蜜、人乳或手车藤口中嚼烂去汁涂愈。又石膏、白糖、白蜡、柿饼合舂烂，调鸡蛋清涂，入人乳少许涂更妙。

又方：田乌草　黄花子舂去汁　老姜舂去汁三五次，缚上好。或杨梅枝节舂烂，入人乳涂。又沉香、水香、甘草、血竭各 3 克　三七、川连各 1.5 克　大梅片 0.6 克研末，合柿饼一块合舂，调鸡蛋清贴。

吐肉箭方：凰退，焙干研末掺上。

收口方：桑叶、生艾心、青篙，舂去汁，合捣桐油涂上妙。

收口生肉方：大本鼠籼草、竹仔菜、柿饼、冰糖，同捣涂。

收干生肉方：生桐子仁磨鸡卵清，连抹三次。凡伤口不收口，有癀臭烂，俱可用。

附 录

一、常见骨、关节古今名对照表

今 名	古 名	今 名	古 名
锁骨	血池骨	蹠骨	脚掌骨
肱骨外科颈	猪仔骨上部	跟骨	脚后丹骨
肱骨干	猪仔骨	趾骨	脚趾骨
肱骨髁上	肘轮头骨	肋骨	肋条骨
尺骨鹰嘴	鸭嘴骨	胸骨	胸前骨
桡骨	天骨	脊柱骨	龙骨
尺骨	地骨	尾骨	马尾骨
桡骨下端	手脉骨	肩关节	肩臂轮
掌骨	巴掌骨	肘关节	手肘轮
指骨	手指骨	腕关节	手腕轮
股骨颈	大腿头骨	指关节	手指轮
股骨	大腿骨	髋关节	大腿轮
髌骨	膝盖骨	膝关节	膝盖轮
胫骨	脚臁大骨	踝关节	脚目轮
腓骨	脚臁小骨	趾关节	脚趾轮
内踝	内脚目骨	下颌关节	下颏轮
外踝	外脚目骨		

二、草药名索引

三　画

小英兰刺头　系蔷薇科植物多花薇薇 Rosa multiflota Thunb.的根。

土掇鼻　系苋科植物土牛膝 Achyranthes aspera Linn.

大疔癀　系景天科植物落地生根 Bryophyllum pinnatum kurz.

四　画

手车藤　系樟科植物无根藤 Cassytha filiformis Linn.

乌粉根　系罂粟科植物罂粟 Paparer somniferum L.的根。

乌肉玉板花　系茄科植物龙葵 Solanum uigrum Linn.

五　画

半天雷　系豆科植物截叶铁扫帚 Lespedeza Cuneata(Dumcours)G. Don.

六　画

吉贝叶　系大戟科植物白背叶 Mallotus apelta(Lour.)Muell Arg.

回生根　系景天科植物落地生根 Bryophyllum Pinnatum Kurz.

红婆头　系葡萄科植物蘡薁 Vitis Thunbergii Sieb et Zecl Lecc.的根。

早春苗草　系禾本科植物糯稻 Oryza sativa L.的秧苗。

八　画

苦心根　系茄科植物枸杞 Lycium chinense Mill 的根。

泥香头　系莎草科植物莎草 Cyperus rotumdus Linn.的根。

油虫沙　系蜚蠊科昆虫蟑螂 Blatta orientalisL.的粪便。

狗咬癀　系黎科植物土荆芥 Chenopodium ambrosioides Linn.

国龟市　系螽斯科昆虫纺织娘 Mecopoda elongata L.

虎古癀　系紫金牛科植物毛叶紫金牛 Ardisia mamıllata Hance.

九　画

草菊仔头　系菊科植物野菊 Chrasanthemum indicum L.的根。

十　画

渊草根　系茄科植物烟草 Nicotiana tabacun Linn.的根。

柳枝癀　系萝摩科植物徐长卿 Cynanchum Paniculatum(Bunge)Kilagawa.

益母珠根　系唇形科植物益母草 Leonurus sibiricus Linn.的根。

十一画

黄花仔　系金丝桃科植物地耳草 Hypericum japonicum Thunb.

银地匙　系堇菜科植物匍伏堇 Viola dittusa Ging.

三、主要参考书目

1.仙授理伤续断秘方　唐・蔺道人撰

2.跌损妙方　明・异远真人辑

3.救伤秘旨　清・赵廷海辑

3.正体类要　明・薛己著

4.伤科汇纂　清・胡廷光编

5.伤科补要　清・钱秀昌编著

6.医宗金鉴(正骨心法要旨)　清・吴谦等编

7.伤科大成　赵竹泉编

8.林如高正骨经验　张安祯、林子顺整理

9.章宝春伤科临床经验　章道胜、麦少卿整理

外科理法

吴锡璜先生　撰述

柯联才　廖雅彬　整理

李灵辉　校注

外科理法

戴国荣题

吴锡璜先生　遗著

柯联才
廖雅彬　整理

厦门市卫生局吴瑞甫学术研究领导小组
中华全国中医学会福建厦门分会　印

内容提要

《外科理法》一书是民国福建同安县吴瑞甫先生1938年编著的中医外科著作,全书记载了常见中医外科疾病(包含现代的皮肤性病科、五官科及部分内科疾病)的辨别诊断与治疗方法。本书理法方药齐备,并详细记载了治疗药物的炮制、制剂、用法及禁忌。其治法以外治为主,部分病症内调外治。书中的病名、药名使用大量俗名,选用大量当地青草药,具有鲜明的闽南地域特色。该书最早来源于收集同安县余仙(尤仙)外科治疗经验的"林家秘本",1904年,吴瑞甫见到"林家秘本"并手抄一份。1926年,又从朋友处得到经整理的该秘本的"外科善本"。终于1938年在二者基础上编辑整理出《外科理法》手稿,但并未出版。20世纪90年代初,厦门柯联才主任从吴瑞甫先生之侄子吴树义医师处得获《外科理法》手稿,经柯氏等人删节订正、补录吴氏医论、重新编排、加注标点后,1984年由厦门卫生局、厦门中医学分会印制《外科理法》,作为内部材料流通。本次整理以柯联才整理本为底本。

目　录

外科理法

前 言

吴锡璜(1872—1952 年),字瑞甫,号黼堂,以字行,福建同安县人。吴氏世代业医,迄先生已历七世。先生少习举子业,尝中举人,束发之年,秉承庭训,遵其先严筠谷公"吾家世代均以医名于时,其继承先志,毋或稍怠"的教诲,弃儒从医,勤学苦练,精研岐黄之术,校正《圣济总录》六十册、评注《三因方》八册。先生于 20 年代末 30 年代初在鹭岛创办"医学传习所"、"国医专门学校",30 年代末避日寇迁居星洲,继续兴办"中医专门学校",为培育中医人才,传播祖国医学奋斗不懈。桃李满天下,名震海内外,乃近代名中医也。

先生一生论著颇富,遍殆中医各[①]科,唯独外科一门缺遗,令人惋惜矣!近来,笔者有幸于先生之侄吴树义医师处得获先生生前手录《外科理法》秘本三册,欲将之公诸于众,造福于民,并愿能藉此手稿深入探讨先生于外科学方面的见解。

《外科理法》一书系先生 1938 年于尤仙氏秘本的基础上,加以"删其繁芜,补其阙略",使其"条理井然,法度亦至详备"。全书分上下二卷,卷上以二十图分病类,卷下以十六门论方药。然因时年先生已近古稀,故其自序中云:"余年已衰迈,精神又不及用",所以先生希望"后有作者若能加以修正,是尤余之所厚望也"。幸值今逢继承发扬先生之遗学,为使其书能发挥应有作用,方便医者病家检阅,笔者不揣谫陋,对原书除了作文字上订正和标点外,在编排体例上也适当做了一些删改与更动,具体说明如下:

一、原稿卷上以二十图为目,分类冗繁,现改以按部位病症分类综述,使其眉目清晰,便于查阅。

二、原稿卷下本系专论方药,然某些病症用药掺杂混合其中,且与卷上多有重复之处。现经删节订正,将病症用药部分归并于卷上相应症候条下,使其条理井然。

三、先生南渡星洲后,在其家书中恒见论病处方之文,兹摘其有关外科部分给予补入,冀全其貌。

---

① 各:原作"名"之误。

四、原稿多用俗名、土名，除尽可能给予查考、订正外，尚有部分症名、方名和药名稽查考证有困难者，则暂予保留，以待同道指正。

五、原稿中极少部分方药现存价值不大者，则予删略。

六、为保持原稿的全貌，书中药物用量仍沿用计量旧制，希读者见谅。

对于《外科理法》一书，尽管我们尽了最大努力加以参校、订正，然鉴于我们水平之限，其中谬误之处，尚属难免，希明哲者斧正。

厦门市卫生局吴瑞甫学术整理研究组

廖雅彬　柯联才

1983 年 11 月 15 日

序 言

吾同吕余仙先生(俗呼之曰尤仙)于外科一门,神效卓著,至今尚脍炙人口。清光绪甲辰,余于林家得阅其秘本,业经抄存,以资考验。顾其遗书杂乱无章,纷纭舛错,检查良为不易,本欲重新厘订,俾秩然有序,以便阅者一目了然。而因其错误繁多,兼之书中多植物质青草药品,考证殊难,余年已衰迈,精神又不及用,以此中止。岁丙寅,余于友人处得外科善本,细阅之,乃就尤仙书整理就绪,而厘然灿然者。特勘阅数处,次尚有未完备、未精到之处,不揣固陋,特删其繁芜,补其阙略,名之曰《外科理法》,以见其条理井然,法度亦至详且备。因集中各图悉仍其旧,故症别未大分清,用方亦歧异错出,此仅小疵,无害其为大醇也。

是书上下计二本,后有作者若能加以修正,是尤余之所厚望也夫。

岁中华民国二十有七年二月

吴锡璜瑞甫氏序于厦门鼓浪屿客次

卷上　病　类

头　部

头蛆，一名油蛆，生于头顶毛发内，细斑点累累而起，渐烂，极痒，其味略臭。此症多生于妇人身，男子亦间有之。宜用龙骨、蛇床子各二钱，白矾、五倍子、硫朱黄各三钱，研末调茶油涂，神验。又方鸡内金炒存性，明矾、枯矾各二钱半，调茶油涂。

干湿癣，生在头顶，缘于头上。初起干燥、斑点，后渐变烂痒，遂成疮。治宜芦荟散，用芦荟一两、炙甘草五分，合为末。先以此末为浆水洗，净后拭干，再搽末，立瘥。

烂癣，生头面上，初起有带白斑，渐肿疡化脓，结痂后脓又涌出，满头臭烂，甚至毛发俱落。宜用雄黄一钱、花椒五分、枯矾三分、胡椒五分，为末涂，可愈。若干癣，用上药调猪油搽。取猪油法，将生猪油块夹松柏节中烧，滴下者佳。

秃疮，又名蟹癣，俗名臭头，与烂癣相似，但无白斑。用黄花仔捣烂浸水绞汁煎成膏，入轻粉、炉底各一钱，明矾二钱，合研末匀涂。又方用白松香六钱，研细末和茶油涂之。或用青蛙捣成酱涂，可愈。又法用麻油同姜母入灶中纯火热之，姜母蘸油乘热擦之，则能生发。又方乳没各二钱，儿茶一钱，铜青、甘石、明矾各五分，牛皮烟[①]钱半，细末调茶油涂。

耳后疽，生于耳折之间，无论左右，属三焦经风毒，兼胆经怒火上炎而成。宜用文蛤、芙蓉叶、木别各一钱，大黄、乳没各三分，南香五钱，共研末调热醋涂。

玉枕疽，生在玉枕骨尖微上脑户穴。由督脉经积热，外受风邪凝结而

① 牛皮烟：别名皮烟、烟胶，以烟火熏制硝牛皮过程中牛皮受热后渗出的油状液体，淋沥于灶面上，长期积累而成的胶状物。《广东中药志》编辑委员会编著，《广东中药志》第1卷，广东科技出版社，1994年，第825页。

成。方用孵化鸡蛋壳焙干研末，搅酒涂。又用蚶壳草、石薯[①]、田马草[②]、芙蓉根、罗南香、五倍子等分，捣烂和鸡蛋清或冬蜜敷。或用大铁箍散调酒敷，服真人活命汤加皂刺。

面 部

蛾眉疮，眉丛生细疮如疥作脓，破流黄水结痂。可灸三焦俞七壮，或生桐子磨人口涎，搅匀涂之。

面疔，生自口角起至肩上止。此症因五脏有毒，切不可挑破，亦不可饮酒及食热毒之物，急用苦楝子捣红糖敷。如浮肿大危，急用大蜚蠊七只冲沸水，去渣服及洗，或用苦菜叶捣红糖敷。又方用山蜘蛛去头尾，剖开敷贴。亦可猪胆汁涂，再有方用五谷虫捣烂敷贴。若发癀大肿，急取童便服。又方用头发烧灰调人中白涂，或用甘蔗渣烧灰调茶油涂。又方用丁香二钱、黄连二分、滑石五分、朱砂三分，共为末调蜜蘸搽。或用两鬼（两栁）捣烂敷肿处，可消痛立愈。此方并治手足疖疔及螺疔、指尾疔、血疔、血箭，俱效。无此药，可用苦菜捣红糖敷，亦有效。又方桂元干肉、篦麻仁、胡椒末、血余炭、儿茶、尿同捣敷。又麝香下冬蜜调涂。

面中疔，生于面上不拘何处，其形如绿豆，紫黑色硬泡，遍身憎寒壮热，不早治传心经即死。可用芫花五钱微炒，苦葶苈一两共捣为末，每服一分七厘，外用干荔枝杵丁香敷。

青疔，生目下，状如瘤而硬。宜用银针挑破，桑柴烧灰为末搽及煎水洗之。又方蝉退、谷精草各一两，苍术去皮五两，浸米泔水后共为末，饭后调开水，每服三四钱。

血疔、血箭疔，生头面上及颊腮旁近发处，俱能致命。宜用田乌草[③]捣红糖敷，可愈。内服用龙胆草三钱、白术钱半、白芍二钱，水一碗煎七分，半饥饱时服效。又方用蚶壳草捣盐，冷敷。

麻疔，生头面上，发时麻痹。用深田中水披革（小莲叶）蘸水敷贴。

痣疮，此症多有自幼生者，若要除之，可用万点膏，石灰不拘多少，调浓

---

① 石薯：荨麻科植物墙草（福建龙溪专区民政卫生组编《实用中草药》，第 580 页）。

② 田马草：据下文，疑为田乌草。

③ 田乌草：菊科植物鳢肠的全草（厦门市青礁慈济宫理事会编印《龙湫本草》第 1 辑，2007 年，第 179 页）。

碱水，软硬适度，收贮罐中。先以清水洗痣上，然后点药，药干再以水点之，稍停，如痣周围皮肤红色，当速洗去其药，切不可久停，恐伤及好肉。此方并治痈疽有脓未溃者，点之翌日即脓出。于瘿瘤、痔漏、干癣诸症，用之尤效。此药性暴，凡点诸疮症，皆不可置之太久。

虎须，生于唇下，初起如疥疮痒痛、赤烂。此症因肾火所致。治用生桐子、石榴皮焙干为末，拌茶油煨热蘸抹(可先用梨叶煎汤淋洗患处)。又方大枫子仁、松香各二钱，蛇床钱半，枯矾、牛皮烟、雄黄各一钱，合研末，拌茶油煎煮，候冷调涂。

羊公须(燕窝疮)，生于下颏，初起数粒如疥，后发痒烂。治用羊牯须烧灰存性，调茶油涂。

面上痔，生面部眉额上及颊腮间，形长色红。宜用旧墙壁灰、松香、铜青，不拘多少，捣匀搽。或石灰调麻油涂。又方田螺三个，捣烂敷，可愈。或用蜘蛛肚剖开敷。

龙泉疽，生在鼻口、须内、人中穴处。初起一小粒如疥，白头红肿疼痛，口大渴。此因肺穴火上炙所致。宜用米泔水浸红糖，时时作水饮。外用盐梅(或乌梅)捣红土敷，亦可灸百会穴二十七壮。又方水银一钱，冰片一分，红丹五分，乳香、茶叶各二分，共为末，调童便涂。或用重色柿饼、生矾、红糖捣烂敷贴均可。

鱼口疮，生口角边旁开一寸外。初起如绿豆大，热肿不红，至四五日方变红，痛剧并肿热口渴。此因胃火所致。方与龙泉疽同。

水疔，生唇口处，蔓延生背上、下，发时面目口鼻皆肿。宜急用苍耳草根并叶捣烂调醋涂，干即换药至愈。

鼻 部

鼻蝶(鼻疮)，生鼻窍内，状如粟米，初觉干痛，甚则鼻外红色微肿，痛如火炙，乃肺经壅热上攻。方用牙皂、胭脂米、雄黄、朱砂各二分，为末吹。鼻内疯蝶，朱砂、炉底、黄柏各等分，为末吹。又方香蕉皮烧为末吹。鼻口生喋[①]，甘蔗渣烧灰，和蜜涂抹，或先用乌尾藤煎水洗，再用水仙子[②]焙为末吹。亦可用弹涂鱼(花鲱)烧灰为末吹，或将末拌饭服。又方旧木梳烧末和香油

① 喋：据上文“鼻内疯蝶”，此处应为“蝶”。

② 水仙子：蝌蚪(《本草纲目》)。

涂。尚可用芫荽子煎汤洗后,芫荽子末三分、冰片一分为末吹。

鼻生息肉(鼻痔),雄黄五钱、苦瓜蒂一钱、胆矾一钱、麝香一钱,共为末吹。又方炒苦瓜蒂四钱、甘遂四钱、枯矾五分、胆矾五分、炒草乌尖五分,香油为丸,塞鼻内,每日一次,肉自化为水,神方也。

鼻塞,乌梅三粒(烧),铜青少许,捣饭塞入。又方木笔花阴干烧灰五分、枯矾五分、胭脂米五分、麝香五厘,为末,用胭脂饼卷药末塞。或用石菖蒲、牙皂等分为末,塞鼻内即通。

鼻渊,丝瓜蒂烧灰为末吹。或用熊胆、乳香、冰片、麝香各四分,绿豆粉一钱,共为末,吹鼻中。或大枣干一枚去核,包胆矾不拘多少,下火烧白,调茶油敷患处。

蜈蚣入鼻,藜芸焙黑为末吹。

鼻衄,乌梅烧存性为末吹,立止。或山栀子烧为末吹,或百叶石榴花晒干为末吹,或韭菜子焙为末吹。又方蒲黄一两,阿胶三钱,切片炒至胶成珠,去胶,将蒲黄炒黑,为末吹。另附服方,用韭菜汁磨久年墨服,或生萝卜汁温热服,或田乌草绞汁冲酒服,或香附、枝子煎水和童便服。

鼻疔(鼻柱痈),生鼻柱梁上。桐子磨酒搽。又方用空心菜捣醋塞。

耳 部

小儿耳后裂(月蚀疮),用绿豆粉、白矾各一钱,和茶油涂,亦可加黄连末少许。若或痒或烂,六月霜汁和香油涂。另方松香熬茶油涂亦可。

脓耳,由肾热上乘,或化脓、或疼痛、或脓水流出。用胭脂米五分,麝香一分,五倍子烧灰一分,为末吹。又方枯矾二分、炉底二分、寒水石二分、轻粉五厘,为末吹入,自干,甚验。朱砂、轻粉各二分,黄丹一分,脂米五分,冰片五厘,麝香五厘,螵蛸一分,枯矾一分,银朱一分,共为末吹耳内。又方官砂、冰片各一分,银朱、脂米、珠黄各二分,朱砂、黄丹、轻粉、枯矾各五厘,为末吹耳。上方凡耳痛、脓耳、停耳、聤耳均通用。

耳红肿胀痛出脓(停耳),先以棉花拭净,草决明绞汁和茶油灌入,外用叶塞。若出脓后久不愈,五倍子一两,花椒二十一粒,鼠屎七粒,共为末,先将耳捻干,后吹药。外以马蹄香、韭菜捣香油塞。

聤耳,耳内忽然大痛,如虫在里,或血水流出,或干痛,用蛇退烧灰吹入。若有脓,加雄黄末,外以虎耳草捣蜜塞。

耳内流血(耳衄),马蹄香揉香油塞,又用蛋壳炒黄为末和麻油,入耳止痛、止血。

耳疔，生于耳窍暗藏处，由肾经火毒所发。大黄、白芷等分，捣蚯蚓敷。

耳生息肉（耳痔），溪虾肉捣烂塞，三四日愈。若年久者，橄榄核烧灰和香油滴入。

耳鸣，夜听如流水之声，反痒。雄黄五分，硫黄五分，细辛五分，棉包塞。

百虫入耳，用韭菜汁灌入，虫自死。或用正香油灌入。蜈蚣入耳，用韭菜头绞汁灌入，或姜母汁灌入，自出。

耳溶（湿耳），明矾、槐花煎水洗。又方黄丹、枯矾为末，和油涂入。

口　部

口疡（口糜），口内破烂成窟，用白芥子一钱、朱砂三分，为末入硼砂、冰片各一分，和匀搽。又方冰片一分、儿茶三分、葛袠烧灰存性二分、菖梅皮焙干为末一钱、朱砂一钱、炉甘石一钱，合研调匀涂。或用三黄末、冰片合调涂，可收功。另用地骨皮、忍冬、天花各一钱煎服。

口内茹（鹅口疮），口内白斑成片，无颗粒，多见婴儿。方用冰片二分、炉甘石三钱、赤石脂三钱、朱砂二分、儿茶五分、细辛二钱、荜拨一钱、白蜡一钱、乳没各三分，破毡帽烧灰存性随下，合研末敷。

唇　部

唇疔，生唇角上下，初起即坚硬，痹痛兼肿。宜急治之，若久延即走癀致命，死不过三日。须用桐子捣烂涂上，或桐子煨热捣烂成膏敷，取效如神。又方用螃蛾壳烧灰研末，调茶油涂。或用甘蔗渣烧灰存性，调茶油涂。

黄疔，多生于唇齿边，口涎稀少，嗜睡而不寐，此死症。宜急用巴豆七粒去皮、大枣七枚去核，将豆入枣以面糊包裹，火烧至红，为末。另硼砂浸醋，合调为丸如绿豆大，每服五粒，米泔水送下，以泻毒。又方急用正川连一两，郁金五钱，合为末，调鸡蛋清蘸抹。

齿　部

齿痛，冰片二厘、和胡椒（成人七粒，儿童五粒）、饭五粒，共捣细，作线二寸长，插入耳中，左痛塞右，右痛塞左。欲睡插入，一夜取出，可绝患。

齿痈，生于齿边，色黑，用小麻根浸醋敷即消。又方用骨碎补五钱，文蛤钱半、六月霜三钱、山东枫同捣，浸老酒含。又铜青、五倍、枯矾共末涂。或用巴豆去壳、花椒末、干姜末合为末，同米饭为丸如豆大，每用一粒棉包塞患处咬定，有流涎即止。

虫蛀痛，五倍焙为末和饭粒，棉包塞孔。又方桂园干入盐泥包，火烧红取三分、川椒五分、冰片三分，共为末，和饭粒塞孔，验。

牙疳，胆矾和醋搽。

走马牙疳，一为发在齿龈处外边，再肿似迭一牙，后凸起有孔，能出涎如水。此症因胃湿热、虚火上迫所致。初起用苦楝子捣红糖含口中，片时即换。又方用五倍子一个入盐至满，火煅至黑色，取末二分，生矾、石膏各一钱，木香钱半合研，时时搽牙龈处，日三四次，后用黄柏含之。如溃烂，用生地、石膏捣蜜敷，一日一换。内服甘露饮或大连翘饮。另一为牙间红肿，渐变紫黑，腐烂臭秽。宜急用青黛、黄柏、枯矾、五倍等分为末，先以米泔水洗患处，后抹药。或用人中白、铜绿、麝香为末敷。又方三黄末六分、朱砂三分、人中白三分、雄黄三分、煅硼砂一分、儿茶分半、铜青一分、五倍灰三分、冰片一分（若鼻中痛，加入麝香五厘、珍珠一分、水仙子三分）为末涂。再用过路蜈蚣煎汤或醋煎口含。川芎一片含在嘴内即止。或用麦冬、枯矾、川椒、盐等分为末，合乌梅烧灰涂之。

齿衄（齿血不止），生竹茹浸醋含。

齿漏，有脓血时出时愈，用重色柿叶嚼烂塞孔内，干即换，经验多人。牙硝五钱、朱砂五分、冰片一分，共为末塞。另有齿漏仙方，用石灰捣老酒、醋涂漏疮四周，留孔出脓，候脓水流尽，敷蜜。初起口硬不得开，用正北茵陈、连翘、粉草煎汤口含。

齿出血并肿，蒲黄炒、黄柏、青黛各等分，为末涂肿处。

齿篦（齿咬），朱砂、冰片、黄柏各三分，为末吹。

齿咬走黄，芦荟炮热捣涂。又石榴花捣饭涂。

齿疔，生在牙龈，色红形尖，用白菊花捣红糖敷，或用铁马鞭草捣盐敷。又方四叶莲浸醋口含。此二方并治齿疡、齿蛇。又方葱根、水解根捣盐煨热敷，或大黄浸醋含。另方胆矾、儿茶、乳没各等分，加冰片五厘、朱砂二分和饭为丸含。

齿疮，生齿缝间，色红肿，平面而软，用盐擦破出血而愈。

牙关疽，生牙骨接腮边，初起小粒无红痒，但口强硬不能开，至四五日重肿如橄榄样，焮热而痛。此症因肾受风寒所致。宜用大青叶、圆葱头、萝卜捣烂，去汁，同盐炮热敷。又方用乌樟叶或根皮、溪菖蒲头、韭菜同捣盐，冷敷二十四小时，即再换。此方亦治牙痈。

牙痈，生在齿龈近牙关处，初起小粒，随即而大，肿如龟壳，无红大热。疼痛难忍，若见红肿则痛甚，此症因肾火挟胃火上冲所致。宜急用洋葱一个、独头蒜一个、鸳鸯土[①]一把（或燕仔土）捣敷，或鹿角草煎服，或鹿角草捣盐炮热敷，俱极验。又一法用大黄、白芷、天南星、石膏、南香共为末，调酒涂，留疮口出气。或与牙关疽治法同。又方用山香杨叶捣盐敷。

口内翻毛，生于齿龈成粒如茹，用蚕丝、蜘蛛丝合成线，搅胆矾末敷之，即除。

令齿自落方：荜拨、草乌各两半，川椒、白马齿共为末，少许抹患处，少久齿自落。

舌　部

重木舌，生舌下一块如小舌样，色红而硬者为重舌，只硬不红者为木舌。二症俱不痛，因小肠积热客气所致。治法相同。用五倍子、生甘草煎汤含，或灸地谷一穴三壮泻。又方土别、生薄荷叶研烂出汁，绢包含舌下肿处，或白盐、冰片、朱砂等分为末涂，或白醋、麝香化为丸口含，或遍地锦揉盐口含舌下，或射干、黄连为末涂。如舌两边、舌尖出血，用胆矾、百草霜搽，或生盐和百草霜搽三四次，验。木舌肿绝塞口，不早治能杀人，宜用土别五只，炙热和盐半两为末，水一碗半，煎至十沸，热含。小儿患此症亦可用。

舌缩，香圆浸醋涂，其舌自出。

舌衄，枳壳为末搽，或炒槐花为末涂。出血后舌面如针孔，香薷一把煎水口含。

舌肿胀，若肿百草霜和醋搽。若忽然胀瘀，不能出声，用生蒲黄、干姜等分，为末搽舌上。

舌尖咬去血不止，生冬瓜叶绞汁含，即止。如无生叶，干叶为末涂。

舌疔，百草霜捣糖涂。又方川连、干姜各一分，共为末涂。

舌硬，小金英心、川椒心、遍地锦捣糖口含。

赤疔，多发舌下，白头红足肿硬。此症发狂者死，未狂者生。急用杏仁十粒去皮尖，给患者嚼之，含涎液至满口即吐去，再其渣绞取清汁，入轻粉少

① 鸳鸯土：闽南话指细腰蜂巢泥。

许，搽。或用大黄、黄连各一钱为末，蜜丸如梧桐子大，每用三十丸，温水空腹送下，以泻毒热。

小儿舌生白、黄苔，不能食乳，用薄荷二钱、滑石一钱、白石英煅五钱、甘草五分、青黛三分，灯芯汤和末洗口。若兼惊风者，酌加朱砂。

喉　部

喉痛，喉间红肿痛，无别形状。儿茶、胆矾、冰片各三厘，青鱼胆、硼砂各二厘，研末吹入。又方五倍子、僵蚕、甘草等分为末，用白梅肉同捣为丸，含化自消。

喉疡，生在喉内，疡面渐扩，疼痛甚，水浆难入。用川连二分、香蕉皮三分烧灰存性、大黄五分、甘草二分、银朱五分、冰片三分，共为细末吹患处，立愈。又方海螵蛸、明矾、胆矾各三分，为末吹。内托方：柴胡钱半、川连、黄芩、射干、枝子、大黄、天冬各一钱、蝉退七分、刺蒺藜八分、龙胆草八分、桑白皮七分、甘草三分，水一碗半煎七分，冷服。

喉癀，生在喉内，痛连皮肉，气喘起痰，其来甚速。此症因肺火内夹，外感风寒，郁成热毒所致。宜急用大黄五分、黄柏一钱、五倍子一钱、桃仁七粒去皮尖、归尾钱半、天花二钱，共为末调蜜涂喉外。内托方用银花、花粉、薄荷各等分，煎汤泡童便服。又方用蟑螂三四只，去头、尾、翼，旧柑皮一把，用新瓦焙烤，共研末，吹内喉内，屡试屡验。另一方治急暴而生，气息不能出入，命在须臾者，急刺破出毒而醋灌下即愈。再一方治喉内红肿，其来稍缓，非此癀之速，用连菊汤。本方并治喉疔、面疔、唇疔、走马癀及遍身发癀者，方为猪母菜、癀菜、白菊花根叶、四叶莲根、生杨梅叶、扁柏叶、一枝花、叶下红、田乌草头及叶，同捣烂绞汁服之，或研敷，或浆水涂，俱可验。此乃急症，凡敷涂之药，候热即当再换。还有一方用白菊花根、马鞭草根同捣，泡井水绞汁浸红糖，共一大碗擦患处。如热未除，再用算盘子根捣烂为丸如龙眼大，取三粒浸醋含之，其口涎须任其流出，不可咽下。外用绿豆粉调鸡蛋清涂，即可除根。此方亦并治单双蛾，甚效。尚有一方用盐酸草捣烂绞汁服，其渣含之，可愈。又方治喉癀、喉蛾、喉丹，用冰片、麝香、熊胆、牛黄、珍珠各五厘，琥珀、朱砂、雄黄、山豆根各五厘，青盐二分，川连、黄柏各一分，共研末吹入。又方滑石三钱，柿霜、人中白各一钱，朱砂五分，沉香七分，粉草五分共为末，用蚶壳草头、枸杞头、叶下红，同捣为丸含甚效。

喉癀口赤浑痛，用珍珠、琥珀、大黄、冰片、雄黄、朱砂、甘石、黄柏各二分，黄连、青黛各三分，人中白五分，铜青三厘，明矾五厘、甘草共为末吹入。汤剂用知贝母、白芨、天花、乳香、半夏、银花、山甲、皂刺，水煎服。喉癀重症，不能言语，方用人中白晒干研末，装竹管内吹入喉内，并刺破令毒血出。

喉下肿，用溪边青苔取末涂，上方药末吹喉五六次，毒气渐出，宜再吹之，后服赤管癀、生车前、鹿角草捣汁。又急治方，用梅片、青黛、大黄共为细末吹喉，吹前先用米醋含洗，此方亦用于喉蛾急症。又方名文明散，儿茶、朱砂各五分，牛黄四分，枯矾、文蛤、梅片各一分，为细末吹。此方亦适用于喉痔、喉疡等。

锁喉疽，生下颏后屈曲处，吞涎则热痛。此症因肺火上冲所致。宜用生艾根、芫荽子或叶、韭菜头、枫蕊共焙干为末，和南香研，匀后调蜜敷贴。又方治病初起，用天花、黄柏、连翘、枝子、夏枯草各等分，研末调鸡蛋清、蜜敷。内托方黄连三分，川芎、石膏、海藻、土茯、银花各七分，水一碗煎八分，渣一碗煎半碗。饭后服，连服三五剂，立效。

单双蛾，生在喉间舌根边，初起一小粒，渐肿痛，至二三日方长大。若起一边者为单蛾，两边皆起者为双蛾。此症因肾火上迫所致。宜用灯芯灰入笔管中吹患处，或用枫蕊烧灰一钱，枯矾一分半，合为末吹之。或用桃根煎汤含。又方用小本四叶莲根浸醋含一时许即消，此兼治喉疔、齿疔、齿蛇诸症，神效。再方用盐酸草、人中白、蟑螂内脏捣烂，棉包含。亦可用过饥草头煎汤，以新布蘸汤入口中洗净，药汤口含。又方用山石榴（山金瓜）捣蜜含，或五提茄心七个捣蜜含。又铁马鞭草绞汁和人中白服。次方用胆矾一分，铜青、硼砂、血竭各四分，朱砂、梅片各一分，枯矾二分，为细末吹。或朱砂三分、冰片二分、硼砂一钱、芒硝四分、青黛二分、寒水石四分、龙骨一分、甘草粉一分，共为细末吹患处。如痰盛，加煅礞石四分或沉香末二分亦可。喉蛾或发癀可用黄柏一分、黄菊叶煎服，此方亦治重舌肿痛，粒米不下。

喉疔，生于喉内舌中央，形尖，红黑色、肿。此症因肾火上冲所致。治法与单双蛾同。又方用鲎壳刺浸醋含。

喉丹毒，生在喉内一小粒，坚硬麻痹痛。宜用朱砂七分、冰片三分、青黛六分、儿茶五分、寒水石七分、生硼砂六分，黄柏末适量，共研细末，吹入患处。

颌袋，生结喉穴处，初凸起如龙眼大，色红不甚痛。此症因肺经受寒发热所致。用生扁柏叶、白蜡叶、苦楝叶、红糖合捣烂，调醋匀涂。若脓出，用田薯炮热，生矾、红糖同捣匀敷。或绿豆粉调鸡蛋清敷亦可。如生在两侧名喉袋，治法亦同。或用瑞香花叶、盐酸草、熟芋、红糖同捣敷。

附：喉症通用方，通治咽喉诸症

一、吹　药

方一：山豆根一钱、青黛七分、朱砂三分、川连三分、人中白五分、黄芩二分、黄柏二分、水仙子三只、百草霜二分、胆矾二分、珍珠三厘、冰片二分、煅硼砂三分、乌梅肉四粒（焙），上为细末贮用。每吹喉后，用土茯苓适量煎饮，或用夏枯草、薏仁，菊花均妙。

方二：儿茶一钱，柑籽八分，朱砂、人中白、南星各五分，乳没各六分，枯矾、雄黄、麝香、冰片各二分，薄荷二分半，五倍子一分半，牙皂一分，共为细末，吹喉。

方三：明矾、朱砂、母丁香各三分，百草霜、川连、儿茶各二分，共为细末吹喉。

方四：煅儿茶五分，朱砂、人中白各七分，青黛、煅硼砂各四分，雄黄、甘草各三分，大黄、川连、黄柏各二分，梅片一分，灯芯三十条（烧灰），为细末吹喉。宜先用刺柑籽煎水含洗。

方五：儿茶、礞石、梅片各五分，朱砂三分，钟乳石各[①]二分半，朴硝、琥珀、珍珠各二分，胆矾一分半，黄连、甘草、麝香各一分，元明粉二钱，共为细末。

方六：黄芩、明矾、牛蒡子、薄荷、诃子各等分，醋浸一夜晒干，同甘草共为细末。

方七：煅甘石五分，川连、黄芩、黄柏、青黛、朱砂、琥珀各二分，硼砂二分半，珍珠、梅片、麝香各一分，共为细末吹入。

方八：铜青二钱，血竭、明矾、儿茶各一钱，共为细末吹喉。

方九：专治喉症痰壅。僵蚕、白矾、硼砂、皂角，共为细末吹之。

方十：风痰上壅作痛。硼砂一钱，乙金、川贝、煅礞石各五分，朱砂、沉香、白芷、僵蚕、煅龙骨各三分，共为细末吹。

方十一：风疾上壅，口不能言。人中白六分，胆矾、枯矾各五分，乙金、天竹黄各四分，煅礞石、竹沥、酒大黄、沉香、全蝎、僵蚕、牛黄、珍珠各三分，冰片一分，金箔二十张，共为细末，吹患处。

方十二：川连、甘草、白蜡各一分，黄柏、朱砂、硼砂、儿茶各二分，共为细

---

① 据文意此处似有遗漏一味药。

末吹之。

二、含　药

方一:扁柏、黄柏等分,为末布包含。

方二:鼠尾癀、蚶壳草、沙仔草、马鞭草各等分,同捣汁服,或布包含。

方三:乌梅肉(焙)五分,儿茶七分,枯矾四分,人中白一钱半,煅硼砂、青黛各一钱,柿霜二钱半,梅片、朱砂各二分,胆矾三分,同枣糕炼丸如绿豆大,含化徐徐咽下。

方四:煅寒水石、朱砂各二钱,硼砂一钱二分,牙硝二分,梅片一分,共为末,涂于舌上令咽下。

三、内服方:治喉痛

方一:连翘、川贝、元参、丹皮、地骨皮各一钱,山豆根、射干各八分,牛蒡子一钱五分,桔梗、甘草各五分,荆芥四分,水碗三煎八分。

方二:海参四两,乌枣二两,桑白皮、茯苓各二钱,首乌、白芍、芡实、六汗各钱半,淮山、莲子(去心)各三钱,桔梗一钱,乌豆四十粒,绿豆一把,黑母鸡一只(去五尖),酒燉服。

四、点　药

方一:梅片、朱砂、铜青、明矾、百草霜各等分为末,点患部。

方二:皂荚、雄黄、胆矾各等分,为细末,点患部。

项　部

痰疬,生在项边,初起一小粒如龙眼样,二三日肿大痛,项强硬、色红、口渴。此因肺经郁热、毒涎所致。宜用酒大黄、醋南星、黄芩、良姜各三钱,五倍子五钱,制黑醋香附二钱,草乌一钱,黑丑二钱,杉炭一钱,共为末调酒、南香、蜜、醋搅匀敷贴。若脓出,用万应膏(方见卷下)敷贴。

风疬,状如痰涕,以铜钱割之,不痛无热,只见肿,而有核无根底。其治法与痰疬同。另一方用赤蔓叶捣烂和酒敷。

气疬,生擒胸骨上颈边软肉内,外有一条横肿,不红不痛、无热,以手按之软而无痰。此症因酒后受风所致。可灸肺俞七壮、风巾三壮、三里三壮。内托方:川芎一钱、夏枯草二钱半、天花二钱、生姜三片,水煎,时服。外用姜汁、酒、洋葱头、面粉(炒黑)、南星末和匀调涂。

马刀疬,生在左项边一片,坚硬,状如马刀一般。用夏枯草六钱,水一碗煎七分,温服。如虚甚,可熬成汁作膏服并涂患处。此方不论已溃未溃或日久成漏,俱效。

烂疬,生在项处,先起核子,后亦溃烂。宜用银花、白前,不拘多少,白信五厘,同捣匀涂疬上,不可涂出核外,恐伤好肉。涂前可先用绿豆粉调鸡蛋清抹疬周围,可无虞。

石疬一名缠蛇,疬核底坚硬,用斑蝥二枚、自信二厘、胆矾二厘、江子仁一枚,蓖麻子仁一枚,埔银根[1]随下同捣烂和饭粒研涂,七日而愈。涂前须先用南香末调酒涂疬周围,庶不至伤及好肉,宜谨慎。

另结核疬方,吴氏注失。

消疬内服方,用夏枯草四两,大麦二升,水十余碗煎熬至干,去草留麦,晒干贮罐中,不拘时服。外治法尚有瘰疬膏、清香千捶膏、五香膏之类。

枕后痈,生脑后横骨处,初起如红豆大,色红而痛,形圆。若形长而肿,疮色无红,按之坚硬不甚痛,为疽。此二症皆因肾所致,若误治之,则变黑陷、腐肉、口渴、潮热,宜用刺葱根、杨梅皮、糯米、糖各等分,捣烂炒醋敷。若脓出,用百合头捣糖敷。又一法因误用药物致黑陷、腐肉、脓臭不堪、皮裂至耳后,兼口渴、潮热等,用松柏树上新大肚蚁煎滚汤,以巾淋洗,洗后即将渣拣去,松须清净迭铺数重敷贴患处,周围盖密。外用苎布或麻布扎住,每日一洗一换,至瘥,奏效如神。若已出脓,收口须用八珍膏或五香膏、生肌膏、小金丝膏、收口膏之类。内托方先用败毒散,后用千金大补汤加减,并间服八味地黄丸,以收全功。又一方治脓末[2]出已溃,用灸艾四周遍灸,痛灸至不痛,不痛灸至痛,其疮即死。将死肉割尽,用星宿菜七片,六片刺孔涂桐油,余一片勿刺盖上面,贴患处,一日一换,数日奏效。外用生地,不拘多少,浸酒捣烂敷。又方用马鞍藤捣敷。又方用生蚶肉十个、乳香一钱、没药二钱、丁香二钱、麝香五厘、三黄末三钱、南香三钱,共捣敷。如大肿红痛,亦可用珍珠癀捣南香敷。

对口疮(脑后发),生后脑骨下陷中,初起一小粒如栗[3]米大,痒痛红肿,

---

① 埔银根:瑞香科荛花属植物南岭荛花根 Wikstroemia indica (L.)C. A. Mey.别名了哥王。

② 据文意,"末"应为"未"之误。

③ 据文意,"栗"应为"粟"之误。

至三五日即发大肿、焮痛、口渴。此症因肾虚受寒冷所致，身中必发寒热。治用水芋头磨醋涂，可即消。或已成大患，用生水芋叶捣桐油或桐子，加生矾和匀敷，一日一换。另方用天花、百合、枯矾各一钱、朴硝五分、地骨皮八分共为末调蜜敷。若脓未出，调酒贴。又方用鲫鱼一条入砂锅内捣烂，涂患处。如患者口内即觉臭臊，是为对口疮，否则即是枕疽，以之物辨，其症候是实是虚，自不致误认。又用活鳝鱼一尾捣盐，敷三五次自愈。又方用生扁柏捣蜜涂患处，并治出门虎。若成物发痛，急用豨莶草头、马鞭草燉酒服，外用白芷、生地、桔梗捣蜜敷。若溃烂方，用乳没各五分、雄黄五分，共为末。取桐子仁数粒于火中炮略透，杵为膏，将药末先撒在疮口上再敷膏，候腐肉已尽，方可用生肌药。

出门虎，生在脑下发际处左右，遍生俱是。初起一小粒如疥，白头红足，若生毛发内对中，哑门穴下则患入门虎。此症因肾火所致，宜用羊蹄叶、无痞螺捣糖敷。若脓出臭烂，用苦菜泡软捣红糖敷。又一方用虎爬豆仁捣红糖涂，立愈。再方用算盘子根捣鸡蛋清敷，神效。尚有方用丁香、白芷、乳没各五分，捣重色柿饼或调蛋清，和蜜涂，或和红糖同捣为膏贴亦可。若脓出，用乳没各等分，水粉钱半，共为末，捣生桐子，和童便敷贴。或用五倍子、糯米合焙黑存性为便，调童便、人乳、醋，和匀涂。还可用白芨三钱、白蔹一钱、绿豆粉三钱合为末，调蛋清敷。此方兼治对口疮初起，神效。

入门虎，生在发内近哑门处，用桐子煨热同五倍子捣匀涂，即愈。

项筋痈，生在项颈后大筋上，初起即项强肿痛，用毛桃根捣盐糖敷。

项痞，在擒胸骨边软肉处，形肿而长，色红不痛，如软疖，一般无脓。此症因皮肤湿热所致，初起用蒜头、盐、饭同捣涂，如痒烂，用木屐皮烧灰存性，调麻油涂。

缠头蛇，生在头项中，初起如沙疥样，色红累累如贯珠一串缠在项中，痛甚。若缠过喉部，即能杀人。此症因皮肤湿热所致，宜用盐酸草浸醋并纺车索(绳)烧灰存性，调桐油涂。又方用炉底、生矾为末，调姜汁涂。尚有方用虱篦草捣盐炮热敷。(此症苍耳草特效)

胸　部

擒胸蟹，生于胸前膻中，大处横肿直过，如猪腰子形，红肿无头面，自喉下圆骨直落胸窝处(若生丁两边则不是本症)。此乃血热所致。初起宜用樟叶捣烂炒酒，候冷敷贴。或用白饭叶煮醋捣烂敷。又方用天南星磨醋敷。

另方用五加皮、黄柏、蒺藜、何首乌各等分,为末调酒敷。若脓出,用天花、石膏、松香为末调蜜涂。又方用浓碱水煮芦荟擦,后用银花叶捣糖敷。

透骨痈,生在两乳间,从膻中旁开各两寸半左右,初起红肿,骨内微痛,甚至大肿大痛而成大患,必然热渴。此症因胃热所致,宜用扁柏叶捣烂调水绞汁煎沸,饭后服,日三次。又一法治初起,用大黄、天花、连翘、枝子、生地各等分,为末调酒涂。若脓出,用乳没各钱半,水粉、儿茶、血竭、绿豆各一钱,南香一两半,合为末调蛋清,加蜜敷贴。口渴用茅根、灯芯煎汤,时时服饮。

透骨疽,生两乳间,与痈症同。其肿平,按之坚无红,唯骨肉内闷痛。此症因衰弱,肺经多疾所致,治法与透骨痈同。

乳　部

乳虎,生在乳晕内,初起有小粒,色红焮热肿痛。若有脓,则常憎寒状。俗称乳晕内为虎,乳晕外为痈,二症实则一耳,故治法与乳痈同。初起用香附子为末和醋涂,或叶下红、蚶壳草捣盐敷。或松柏二重皮五钱,燉老酒服,即消。又方鹿角霜三钱泡酒服,或用生芹菜带根叶燉酒服,渣加生芹菜合捣敷。若坐月子,则用干芹菜。又方蒲公英三株、银花二两燉酒服,渣捣敷患处。又方铁马鞭、马鞍藤捣盐,外敷或用火巷髓、乳香、茄叶、埔姜叶与酒同捣外敷。

乳痈:生在乳晕外乳房上,初起结核红肿疼痛,若延久作脓,则恶寒发热。此症多生于妇人因孩子睡中含乳,气冲入乳内,壅塞至乳汁不通,积而成块,名曰外吹,易治。若因怀孕间而致此疮者,名曰内吹,较难治,虽良方调治,亦须候产后弥月余方能愈。方用蒲公英、桑白皮、芙蓉叶、乳香、没药、牛屎龟捣蜜、酒敷。又银花叶、蒲公英、鸡屎藤捣南香或捣葱、酒涂。内服方姜汁制香附为末,每次服二钱。乳生血痈可用九节茶头捣蜜涂,或柏子仁捣蜜敷。内吹方用芙蓉花叶、薯莨叶、川椒叶捣敷,外吹用归尾、忍冬花、白芷合为末,另生蒲公英一把、刘寄奴、金丝苦令同捣烂,和盐煨热敷。外攻法,内外吹兼治,初起用生大黄三钱半,五倍一钱,木别子一钱、南香末,二钱,合为末调蛋清、红糖、人乳,和匀涂可愈。又方用金丝五叶藤、蒲公英捣红糖涂,初起一贴即愈。若已成脓,用二三帖即溃,后用绿云膏拔脓兼收口而愈。尚有方用大黄、南星、红花、白芷、五倍、川乌、草乌、南香末各二钱,为细末,拌醋涂。又方用苦瓜蒌一个、煅乳没各三钱,归全三钱,蒲公英三钱,银花二钱，甘草二钱，共捣烂，用酒二大碗、葱一根(带根)煎之四沸。服后卧半时，待有微汗出，即用渣和南香敷患处。又用文蛤一两，大黄五分，木香、白芷各三钱，共为末调醋涂。另元参、贝母、柴胡等分，同葱白煎服。又方用忍冬藤一两、银花五钱，蒲公英一两，共煎酒饮，其渣捣敷，或加贝母五钱亦可。如生于乳外倚手臂处，方用生半夏一粒，瓜蒌仁七粒，葱白一寸，共捣烂捻成二条，生左乳者塞右鼻孔，生右乳者塞左鼻孔。又方用五倍子一两，大黄五钱，木香三钱，白芷三钱，共为末，醋煮敷。又用如郎捣紫苏等分为末，调葱白汤服，先以铁马鞭草和糖捣敷。此方治岩亦妙。又方：山甲钱半(妊娠者八分)、川贝一钱、连翘一钱、白芷八分、木通一钱、皂刺一钱(怀孕者五分)、陈皮八分、香附一钱、甘草七分、煅乳香一钱、王不留行一钱(怀孕者不用)，酒水碗八煎九分，渣碗半煎七分。又先以南香调药汤敷患处，后以药渣捣烂再敷。若病者口渴，蒲公英煎汤，饭后时时服。又方蚶壳灰、乳香、没药各等分，研末，桐子仁炮略透，合前药末捣敷。此方亦治乳虎、乳猫(似玉肚痈)、肚鱼等。

乳肿，鹿角灰调马溺涂立消。又香附、南星、五倍共为末和醋敷，或黄柏粉调蛋清涂，或皂角尖、文蛤、南香为末调酒涂。

乳头烂，用菊花叶捣糖，合龙骨末涂。洗方用咸萝卜干几块，煎浓汤常洗，验。乳烂见骨用扁柏心、芙蓉心捣蜜敷，若不收口，用九节茶捣酒糟涂。

乳疽，生乳晕外乳房上阴面斜胁下边，初起微肿形长，肤色如常，坚硬，口渴，甚痛，身发寒热。治法同乳痈。

乳岩，生于乳下阴面，初起一小粒，至四五个月方见逐渐肿大，微痛无红，久若不愈则成脓溃烂而死。须早治，不可忽略。乳疮虽分数症，其实只阴阳二症而已，阳症为乳痈、乳虎，即乳痈之类也；阴症为乳疽、乳岩，即疽之类也。但岩与疽亦稍有分别，岩独生在乳下，而疽或生在乳下，或生在乳旁外侧近胁处。疽岩二症，初起均只有一小粒，不痛不肿，亦无红色，须积至三五个月或八九个月，或一二年方渐肿大。治之之法，不论疽、岩，初起以白匏叶、洋葱根、韭菜捣盐敷。若脓出，亦用白匏叶捣盐敷，或用生桐子、杨梅皮、洋葱盐煨热敷。凡用草药，须按季节，春夏用叶必，秋冬用根皮。若溃脓甚则糜烂，宜用田螺肉、刺苋泡软、猪母菜根各随用及生麻一钱、红糖一两，同捣烂，冷敷。又方，初起用一枝花、杉木二重皮、番菊花泡软，同捣红糖敷，更用蒲公英泡酒服尤妙。若糜烂，用盐酸草捣糖敷。以上诸方亦兼治肺痈，神效。又方初起用陈皮、人黄、木瓜、牛膝合为末炒酒服一剂，若脓出，用天花粉、石决明、乳香、没药、儿茶、血竭共为末，和南香调冬蜜涂。又方菊花绞汁，冬瓜皮烧灰为末，共泡老酒温服。又方以木香磨老酒、醋涂患处，少干以活血丹调葱白汤敷上，内服用元参、川贝、紫苏等分为末，和葱白汤服。此方也治乳痈。

乳窍不通，蚕茧二十个焙干为末，泡老酒服。此方亦能通疮出脓。

断乳作胀方，炒麦芽捣末泡滚汤服，或韭菜在开水中烫后擦患处，或韭菜煮清水服。

腋胁肋三部

膈寒，生于腋内，初起肿痛，色红形圆，坚硬。用豆腐捣南香和匀，调醋涂。

大肋瘿，发于腋际，属肝、脾血热兼忿怒而成。初起用蚝壳烧灰存性，搅茶油涂。又稀签草[①]头、铁马鞭草头、鸡骨癀头，燉酒服。又桐子仁炮略透，孵化鸡蛋壳焙干研末、棕须烧灰，共为末涂。此方尚治口瘿、肚痈、玉枕疽等。又方生麦冬、穿山甲、地苳叶，共捣盐炮热敷。

肩　部

肩疔，用大蜈蚣为末调醋涂，或活擒大蜈蚣装入罐中，醋浸，密封备用。又方用匏瓜蒂燉酒服，又方炉底为末调醋涂，又用明矾和醋燉至矾烊涂。

肩疽，生肩正中，初起不肿，肤色如常。肩痈初起形圆，渐肿色红而痛。二症均用干黄牛屎煮盐涂即效。内服人参败毒散。

痰注，生肩之上，耳之前后。初起微肿，坚硬形长，久则红热。此症因肺热痰气所结。外敷初起用大黄、五倍、白芷、香圆共为末调酒敷，脓出，用天花粉一两、朱砂三分、乳没各五分，研末调蜜敷。此症成患色必红，如久无发红则是瘰疬，或两边相排而发者即是锁喉疬，宜辨。内服方用白术、山甲、川贝各五钱，柴胡、连翘、麦冬去心、全蝎、海藻（酒洗）、白芥子研碎各一钱，广胶（即水牛皮胶炒珠，象牙色）八分，天花粉八分，川连炒、防风各七分，僵蚕五分，夏枯草二钱半，酒水各一碗煎，饭后服。外敷膏药方，轻粉、麝香、血竭、乳香、没药、黄蜡、铜青各钱二，蓖麻子去壳四十枚，杏仁去尖四十粒，松香八分，琥珀末二分，共捣为膏。此膏忌火及铁器，食物忌鹅、鸭、羊、狗肉及

① 稀签草：应为豨莶草。

菇、笋等。

膊臂手三部

鹅掌风，起于手阳明大肠经，火热血燥，外受寒冷凝结，致皮肤枯槁。或因时疮余毒未尽，亦能致之。此症初起，手掌紫斑白点，久则皮肤枯厚破裂不已，若壳欲起。宜用金枣丹薰之，方用红枣七枚去核，银花一钱，麝香少许，合研细末，以纸包卷二寸长为度，令患者先口含冷水，然后燃药薰入鼻，如是三次即愈。薰后须用甲子汤洗之，方为指甲花叶、桐子叶、柚叶、血余、蓖麻叶，不拘多少，白矾、皂矾各四两，儿茶五钱，扁柏叶半斤，水十碗煎汤，浇桐油，先薰手，后淋洗。内托方功能凉血、祛风、散毒、润燥之品，用生地、连翘、黄柏、防风、蝉退、忍冬、荆芥、黄芩、归尾、山甲、皂刺各等分，甘草五钱，大枣二枚，水碗半煎八分。又一奇方，用皂矾一两研末，入童便五碗，煎数沸浸洗五次，可愈。另方用鹅管石五分，冰片、麝香、大线香、黄柏少许，合为末，以草纸卷成条薰之。内服元参、射干各钱半，山豆根、赤芍、木通、黄芩、连翘、天花、黄柏、刘寄奴各一钱，桑白皮、大黄各钱半，白菊八分，川连五分，桔梗二钱，水一碗煎八分，渣一碗煎七分。

透掌蛇，生于手足背面微前，初起坚硬，麻痹刺痛。宜用仙巴掌捣绿豆粉煨热，候冷敷。又方用生毛将军捣烂炒酒敷。又方用空心菜头、蚯蚓、牛托鼻根、雄黄同捣，煨盐敷，可愈。

五总蛇，生在手足指边内近背处，初起麻痹坚硬，微刺微痛，肤色如常。宜急用仙巴掌捣烂炒醋，候冷敷。又方算盘子草捣盐煨热敷。另用生笋捣盐煨热敷，初起一贴即愈，如经延五七日，须用二三贴。若无生笋可用，生竹剖开焙干为末，调麻油涂，或笋干浸软捣盐煨热敷。

手上蛇，初起用芦荟剖开缚，可愈。

掌心蛇，一名掌心疔，生于掌心劳宫穴处。初起一粒如泡，白头黑身中红，疼痛难当。此症因心经火热及皮肤血气不行所致，或亦生于足底心。外治内服均与透掌蛇同，但治蛇症宜煨热，治疔癀宜生用，医者须知。或用空心菜捣人中白敷。又方灶烟调盐、香油涂。

透天蛇，一名引水蛇。此症因手足不慎伤破皮肉而误洗热汤所致，方用鸡蛋一个，去壳与糖三钱搅拌均匀，香油一小茶杯，同置锅中煮，乘热敷可愈。

青蛇咬，生于手、胫上，其形一条，红肿，可循臂上行，甚至入肠则不治。

此症极恶，蛇头向入者难疗，向出者可医。急用蜚蠊四枚，竹筒一个，装未烬木灰至满，候竹筒壁热，去灰，即入蜚蠊，用碗盖封管口，任其挣扎至死。后去蠊，以清水净竹筒，其水倒出令患者服之，其毒则从指尾脱出。再以新布剪碎，同松香、饭粒捣匀涂患处，收口即愈。若手足皮肤破裂出血，用大萝卜一个，内剜一窟，入桐油五钱，置炉火上烤热，取起候冷，将油涂抹患处即愈。

玉虾，生于手背。初起一条白色似有足，头红色向臂上，筋骨强硬，不能屈伸，七日后变红。此切不可误认为风症，切戒酒色。症因肝经火动，走遍皮肤不能发散所致。方用溪虾捣红土、盐、童便，冷敷。若脓出，用米糠、生矾同炒涂。又一法用香附三钱、大黄二钱、槟榔一钱、南星三钱、陈皮一钱、南香末三钱，同为末调酒、醋敷贴。若脓出，用水粉、儿茶、乳没各一钱，赤石脂八分，白蜡三分，共为末调蜜涂。

吐舌蛇，生于手足或节内或指尾处。此症因毒气太盛，并受火热薰灼而发，宜用鱼齿烧灰存性涂立效，或方用尖嘴蛤蟆捣盐敷，可愈。又方用鹿角尖切片钱半、金银花三钱半，水二碗煎一碗，空腹服。再用牛膝三两煎尿洗患处。又以金银花三钱、柴胡二钱、牛膝二钱、厚朴、防风二钱、荆芥二钱、土茯一钱、炒枝子五分、甘草三分、葱头一钱、姜三片，水一碗煎七分服。后方为败毒散，须服前药并洗方，后继以此散。

阳蛇，生于手背面，其色红肿，其形微尖。初起用蒲叶、芙蓉花叶、茅草根、扁柏叶、松光（系松树枝杈节处所生）共研末炒醋，候冷敷。若脓出，用糯米炒醋敷。

火疔，生手中指缝，如一条线样，初起米粒大，顷刻即指节硬痛之极。至心则死，乃大毒瘴气入腹之故。此症甚速，宜急用雄朱黄为末，调醋涂。

蛀节疔，生在指节处，红肿硬痛。此症足指节亦能致患，治法相同，用象牙为末，调桐油涂，外以麻布包，勿令污。此方初起及成脓俱效。又方用绿豆捣红糖敷，或田乌草捣酒敷。

孤疔，生在手关骨边动脉处，初起一小粒如疥，即时牵起红丝，循臂直上，若不急治，入腹则死。切不可挑破，若误挑破，则血流不止，入腹更速。此症因肾火太盛所致，宜用灯芯蘸麻油或茶油涂抹。还须用红丝线缚住红丝所到之处，然后桂竹黄烧灰存性为末，调茶油涂。又方猪髓捣丁香敷，或水中红萍捣烂敷。须切戒酒色。又方治初起，用藕节、滑石、水粉、松香共捣饭及红糖敷患处。此方凡血疔、热疔、手足背后疔俱可用，唯面疔、唇疔不可用。

翻花，生于手足动处或不动处，身上亦有生者。初起一小粒如红痞样，并无肿痛，虽起一年半载，亦不痛不溃，但渐肿大，按之有微痛，未破未发癀，若破则翻出一朵如花，脓水常流不已。其味甚臭，如不急治必死无疑。此症因血不归肝所致，宜急用酸枣皮、蕨芒、松须捣烂渗水成浆和生矾末、红糖、生楂油调匀敷贴，一日一换，可取效如神。又一法用炉底、雄黄、石龙骨各三钱，寒水石二钱，枯矾一两，共为末涂患处。外以乌梨叶捣生矾末、生楂油、蜜，和匀敷贴。又方砒霜砂四钱，白丁香四钱，铜青、尘矾各一钱，配为末涂。

蛇头疔，一名天蛇头，亦名指尾蛇，又名丢仔尾，在手指尖近甲处。初起则顽硬麻痹，白头发肿，焮痛连心，甚者寒热交作，而唯中指最为至要。此症同[1]心火妄动攻注而结成，切不可挑破。若误破则发癀肿，直上手臂，不急治则癀气入肠而死，轻则腐筋断节。宜急用芦荟同浓碱水煎沸，候冷浸患处，至二三时许乃止。芦荟一日一换，其肿痛可消。或有脓出，用田螺肉捣石灰涂之，即愈。或用芦荟煎醋淋洗，将荟渣割开敷，二十四小时则换。又方用金钱薄荷七片浸醋贴，又方用田螺捣人中白贴。又方用两鬼捣烂涂，立愈，神效百中。又方用猪胆一个入雄黄末二分，搅匀套指，二三日即愈，亦治螺疔。又方用蜈蚣一条焙干为末，拌鸡蛋二个，套敷指上，候热再换一个，即消。又方用白芨末二钱，蟾蜍三分，和蛋清涂。又方用生香附、三奈同捣敷。又法用醋温热浸至止痛，再用接骨草捣盐敷。

手背疔，生于手阳面高骨边外关穴处。初起小粒如水泡，肿痛之极，急用干黄牛屎捣醋冷敷。若脓出腐烂，须用胡蕨头捣糖敷。

螺疔，在手指尾节外旋螺纹处(如在足亦同治)，方用石灰、池螺(田螺亦可)肉捣烂敷，立愈。又方用蟾蜍剖腹敷贴，或蜣螂(牛屎龟)剖开取内脏见肠下肉色稍白一小块(即蜣螂心)敷患处。此方若诸疔疮用药无效者，可以治之，百发百中。另有艾蒿汁治诸疔疮肿毒，用干艾一把烧灰于竹筒中，淋而取汁，以一二合为度，和石灰为糊。先以针刺疮至痛，乃点药三遍，其根自拔。又方菊花汁治诸疔疮甚效，堪称自有此方，诸方可废也。用生菊花(或用根叶亦可)捣烂绞汁，若无汁，须滴米泔少许，绞取一碗服下，即愈。或用松柏尖捣蜜敷。又方透骨草、过江龙、蒲公英、扇尾癀、竹仔草，共捣烂和饭粒敷。又方寒天可用山甲燉豆腐敷，暑天不用。

虎口疔，生于合谷穴，属大肠经湿热凝结而成。方用接骨草捣盐敷。

无名肿毒，生两手下臂外关处，直入阳面，不红不热，但肿如鸡蛋大，或足及身中发于无名部位，无名疮肿，皆是。方用川朴皮、赤小豆、绿豆粉各四

---

① 同：应为“因”之误。

钱，南星、天花、海螵蛸各一两，生黄柏、白蔹各六钱，乙金、雄黄各五钱，共为末调醋涂。又一方治毒疮肿痛、睡眠不安、不能识此为何物者，唯用独头蒜二粒捣烂，和麻油厚敷疮上，干即换。

代指，此症生指甲内，俗称生甲边。系经脉血热凝结而成，方用蚶壳灰三钱，鸡蛋啄一孔，去黄留清，入灰及冰片五厘搅匀，手指伸入壳内一日便愈。或田螺肉捣敷。又黄水茄炮热，指头穿入茄内，可愈。

手足冻裂方，黄醋一两，熔化入松香三分，搅匀。先温汤洗患处，擦干，用前药熔化滴入裂缝，即愈。或用五倍子为末和牛骨髓填缝，或姜汁煎老酒洗亦可。

背　部

透甲背，生左肩胛骨边。初起骨节闷痛，累肿无红如龟，脊椎发黄。因肺经多痰，不能饮食，蓄成大毒火盛所致。宜用石南藤、鸡屎藤头、大白樟树皮、埔艮[①]皮、猪母蕉皮及溪菖蒲、韭菜、乞食碗草同捣和盐炮热敷。如口渴，用忍冬藤头、无根藤煎汤，时时饮。若脓出，用五倍子一两、杉炭、南香合末调童便敷。又方治初起，槟榔五分，三棱、莪术各三钱，红花、青皮各五分，桃仁一两，南香一钱，五倍子二两，大黄两半，白芷七分，苍术四分，共为末，调酒、蜜、醋，冷敷。

赤壳背，生右肩胛下骨边。初起色红，形圆如龙眼样，随时而大，如龟壳，兼痛甚难忍，或脓出则多孔如蜂巢痈一样。亦因肺经火动所致。宜戒酒色，用药与透甲背同。

上下搭手，上搭手痈与下搭手痈，皆痈疽发背之症，唯分部位立名，而施治之法则大同小异。所最要者，宜辨阴阳，如初起一块未肿，肤色不变，但见坚硬，按之微痛，候至二三十天方渐加痛，大肿无头面者为疽。此阴症也，难治。若初起则肿痛，至四五日或十余日即变红而有头面，痛甚大肿，或憎寒发热者为痈。此阳症，易治也。医者遇此症不论阴阳，当决意以灸为主。至于疽，尤为最要，宜用独蒜头横切，每片一分厚，安放肿处，用艾如桐子大置蒜头上灸至痛，痛灸至不痛，无痛灸至极痛乃止。其蒜片及艾绒再换，勿令艾损及皮肤。如疮面较大，须先灸周围几遍，然后灸中央。如延久化脓，切不可灸，但细心体察；或生在头项以上诸疮，亦切不可灸，恐引气上冲，仓卒

① 埔艮：应为“埔银”。

漫肿，起癀变生大祸。唯真是枕疽一症方可下手。再如瘤赘之类，灸之便成痂，自脱而愈。其余皆忌见火。此法凡遇痈疽发背、腿头背、枕疽、风毒流注及一切恶疮、无名肿毒等症百发百中，慎勿忽略。又灸法用川乌、草乌、白芷、南星、乳没、蒜头各等分，先将诸药捣烂贮核桃壳内，取麝香少许撒于药面，再将核桃覆盖患处，用大艾灸壳外二三十壮，以透为度。初起灸一次即效，若稍久尚未成脓，须再灸一二次。又方治身中疮肿初起神效，用生大黄、生姜黄、生南星、生半夏、五倍子各四钱，白芷、生白芍、南香各二钱，合末，葱、酒调匀。先煮葱汤洗患处，然后上药敷之，中留一孔，令其透气。尚有方治背疽溃烂见五脏者，用鲫鱼去肠净，以羊粪烧灰烘焦为末，干掺之，疮口自收。然此法须候脓出将尽而稀少，见其肌肉欲渐长，用之甚效。

又治阴症痈发，用艾叶一斤，硫黄、雄黄各三钱，水同煎半日，捣烂候温敷上，冷则再煮，换敷十余次，有觉痛者可生。又方用猪胆汁同艾炒紫，研末调醋敷四周，中留一孔，令其透气。又治痈疽初起，用鱼胶三两捣扁，以醋一碗煮至溶化，捣成膏摊油纸上，乘热敷贴。又方金银花汤治一切痈，并无名肿毒、乳痈、乳蛾、喉痹、枕痈、肾痈、便毒，不论已溃未溃，服四五剂可保无虞。其方用金银花、叶及藤捣取自然汁半碗，煎服。另方名槐花汤，治症同前，用槐花四至五两炒黄，入酒二瓶，煎十余沸，热服。未溃者一二服，已溃者四五服即效。

瓜藤背，生肩胛骨边，不论左右皆能致患。初起肿痛，圆形如李，一般此症生一个消一个再发一个，或至三五日连发三五个，七八个，甚至延及手臂、肾俞、遍背脊。宜灸肩井、手肘尖，然后用楂子仁捣鸡蛋清敷贴。此方自初起至脓出俱通用。若至多生不已，可灸瓦骶（穴在尽骨处，一名长强穴），此仍[1]割“藤头”，并灸百会（补七壮）以截“藤尾”而愈。又一法治初起者，用花椒五分，南星一两半，大黄、五倍各一两，南香二两，合为末调酒、醋、蜜敷贴。若脓出，用前方加生矾二钱，和匀调酒敷。忌食热毒之物。又法先灸百会、腰俞。若生在手，灸腰俞旁开二寸处；若生于足腿，灸腿尖。另用白饭叶、老松须、马鞭草、仙人掌（即土南星）、白蝶藤头捣盐炮热敷。又一方用瓜蒌头捣涂，或燉酒服，可愈。瓜藤背内托汤：生地四分、生芪三分、甘草二分、皂刺三分、瓜蒌仁三分、枝子三分、茯苓皮六分，煎服。外用天花三钱，南星、浙贝各二钱，五倍一钱，南香三钱，酒捣敷。又方苦参根捣蚝壳灰敷。

鲎尾痈，生尾椎骨处。初起时声哑，手足难于转动，如不速治则不治。

① 仍：应为“乃”之误。

方用猫公刺叶、地苳叶、枫仔心共捣鸡蛋清涂。敷后身中汗出即愈。

刺甲背，用三叶苦林盘、白刺心、马鞭草、撮鼻草、小本粗糠草，捣盐炮热敷。若脓不出，用穿山龙燉酒服。

抱腮背，用打破碗叶捣盐炮热，候稍冷敷。

穿心背，用刚破膛猪肝热贴，吸疮出毒血，宜服解毒散。

抱阴背，用红萍捣盐敷，又用虱蓖草、羊角豆、鸡骨红捣盐炮热敷。内服方用柴胡钱半，黄连二分，荆芥、知母、独活、苍术、防风各七分，赤芍、连翘、黄柏、胆草各七分，灯芯十五节，甘草四分，水碗半煎八分。亦可用蒜瓣一片置患处，灸二十壮。

腰　部

缠腰蛇，生于腰腹间，初起如疥，白头红脚，延至一条如贯珠围腰中，其腰椎大痛。若围至脐，则无法可治。此症因皮肤湿热所致，宜用松香、枯矾、鸡蛋壳研末调麻油（或楂油）煎热，候冷敷。又方用盐酸草捣醋。又一法用三仙丹、雄黄合末调茶油敷，极神验。又用大三黄末一钱二，独活四分，生赤芍八分，乳没、松香、雄黄各三分，共研末调香油涂。又用雄朱黄末调鸡蛋清涂。又方治缠身蛇，用雄黄三钱、轻粉一钱、五倍二钱、铜青四分、儿茶五钱，用鸡屎藤捣汁和上药末搅敷。又方三脚鳖草、雄黄、大黄捣敷。

白蛇缠，用白枯螺狮壳七个，轻粉一分、杏仁七粒、水中久浸杉木皮烧灰一钱。将轻粉、杏仁研末入螺壳内，外用黄泥封，炭火锻之，去泥存性，为末入杉灰，搅匀加冰片七八厘。先用甘草汤净洗创口，然后此药涂之，即愈。

腹　部

肚尾痈（小腹痈），生在脐下三寸处，肿如龟头，坚硬红痛，亦如掌心痈一样。此症乃小肠郁热所致，初起用溪菖蒲、芥菜子、韭菜、咸蛋煮熟去蛋白，同捣盐和匀冷敷。若脓出，用胡蕨头、醋、红糖同捣敷贴。又一法治初起，用桔红、槟榔、枳壳各等分，同捣醋，调米粉糊敷贴。若脓出，用金银花二两、五倍子一两、寒水石一两、花粉一两、乳没各一钱，合为末，取芋薯磨细和药末搅醋匀贴。或用大金英心、韭菜头、白枫子心各一把，共捣烂敷。忌酒色二事。

肚痈，生脐下三寸两边处，其用药与肚尾痈同，或蒲公英燉酒服，渣外敷,三剂可愈。内服木瓜、白芷、独活、粉草、连翘、苍术各一钱,川贝、淮牛膝、荆芥、生地各二钱,银花、当归各五钱,酒二碗煎一碗,空腹服,轻者二剂,重者四五剂可愈。又方初起用蒲公英、猫公刺心、牛角刺心捣盐敷。又用九层塔、马鞭草、鼠尾红、叶下红、枫仔心共捣去汁,合酒、糖、饭粒敷。

劳泉疮,生于脐下,初起一小粒,至三四日即如红豆大,五六日如龙眼大。此症因五脏火热所致。宜用螺肉(或土蛤肉)捣烂敷贴,即愈。如未消肿加猪母菜根、五根草捣红糖敷。又一法用天花粉、绿豆共捣,调蛋清涂。此症无脓,其食物忌火煎炒和热补诸品。

腹猪,生脐边旁开三寸,无肿无痛无见红,以手按之,有一瘤在内,形长。用米泔水饮下,再按之,其瘤能动。此症因食生冷太多,致伤脾气,遂成积聚,名曰血块。初起用红萍晒干、白曲三枚,同捣和糯米糠酌量,炒酒敷贴。又方初起用大黄、朴硝、枳壳、槟榔等分,为末涂。若口渴,用神曲、青皮煎汤,时服。

治脐下红肿、火毒走注,或腿肿方,伏龙肝不拘多少为末,调鸡蛋清涂。如脐腹起赤瘤,用蚯蚓捣茶油涂;脐中出汁,用伏龙肝、枯矾共为末干涂。若脐风,用麝香捣田螺涂或艾灸,也可用灯芯蘸香油燃炙。

肚猪,生腹内胃中,用花椒、桑寄生燉酒服,效。

湿疮,状如马瓜藤,生脐肠上下,连二阴,发痒,烂并痛。大小便涩,溺出黄汁。宜用马齿苋四两杵烂,入青黛一两,研末,外敷患处可愈。

狗头痈,生脐边,用绕面凤、毒竹叶、狗骨刺心捣盐敷。又方用犬头骨烧灰,拌茶油敷。

内痈部

肺痈,生于胁内,初起发热,即咳嗽胸胁胀痛,形似感冒,但寸口有脉数而实之辨,另以鸭蛋煮醋食之即吐者,是肺痈也。宜兔耳草一把,酒一瓶,燉至草无味,分三次空腹服之。若口渴,用薏仁、连翘煎水常服。又方射干头一大把,捣烂入一瓶酒内,燉一枝香久,候冷,服一半,次日再服一半。又方韭菜头煮粥食。或用贝母、皂刺各七分,麦冬、山甲、煅石膏、银花各一钱,归须五分,花粉二钱,牛皮胶三条,水碗半煎七分。若脓血已下,可用锝肺丹:黄蜡二两熔化入矾末为丸如桐子大,每服三十粒,临卧时服用。

肠痈,生丁肠内屈曲之处,无形迹可见,但肠中时常作痛,每欲小便,其痈如淋，以此分辨。若此症深重则难施治。方用角皂刺[①]，不拘多少，好酒一瓶合煎至七分，空腹服。

穿心痈，生于心胸鸠穴处，如龟状坚痛，尖头，疮色无红，身体十分沉重。此症因心胆火盛所致。初起用百合、南星、苎薯、南香、洋葱、韭菜、姜皮、红萍、一枝花根等少许，和酒糟冷敷。若脓形成，用葫蕨少许，五倍、盐、红糖同捣，和童便敷。又一法治初起，用丹皮、桔梗、香附、南星、大黄、五倍、黄柏、薄荷、白芷各等分，共为末调煤油涂。若脓出用乳没各二钱、穿山甲三钱、血余一钱、白蜡一钱、滑石三钱、青礞石三钱、甘草粉一钱、水粉五钱，为末，猪油（不论生熟）拌膏，和匀贴三日后，加樟脑五分。尚有方用朴硝四钱，南星、大黄各五分，绿豆粉五钱，木别子四枚，共为末，调蜜或调蛋清涂均可。

肾痈，生在背后肾俞穴处，初起一小粒，红痛形圆，至四五日即发大肿痛。此症因肾虚，肾中气血不行所致。治用南香、乌踏藤、洋葱、韭菜、刺公母根皮同捣烂和童便、蜜冷敷。若脓出，用杨梅皮、胡蕨头捣盐敷。又一法治初起用天花粉、杜仲、菟丝子、生地捣酒敷。若脓出，用天花粉、五倍子、桑白皮，莲须、黄柏、滑石各等分，冰片二分，朱砂一钱，合为末，调桐油涂。换药时用白蜡叶煎汤热洗，一日一换，忌食猪油。

前阴部

骑马痈，生在肾囊旁、大腿根里夹缝中，初起一小粒，发痒后亦红肿如鹅卵作痛。此症因大小肠有火所致，初起用百合头、茶叶、乌梅（或咸梅）共为末调蜜敷贴。或用鹿角烧灰搅茶油敷。又方蒲羊花（似茅花）捣生桐油敷，三四时后取起换药，此方并治其他痈症。又方百合、茶叶、生矾、红糖为末，调蜜敷。脓出，用朱砂、花粉、儿茶、乳没各三分，冰片少许为末，调蜜敷。内服蒲公英、金银花、水丁香、刺公母、清风藤各三钱，酒二瓶炖服，忌食猪油。

悬痈，生在肛门前阴根近后阴两相交界处，初起一小粒如米大，渐大如莲子，后肿如桃李。痛甚，伴心慌不安，久则成脓而溃，溃则难愈。此症因心经有火所致，宜戒酒色。如口渴，用绿豆煎汤泡冰糖服，外治用松须、扁柏叶捣烂调蜜敷。若脓出，用生菜叶子或茶叶捣金银花和蜜敷。又法初起用枇杷叶、大黄、金银花、穿山甲各等分为末，调蜜敷，若脓出，用水粉、儿茶、乳没、朱砂等分为末，另用蜂蜜溶化，候稍冷下药末，搅匀制成膏药敷贴。又方

---

① 角皂刺，疑为皂角刺。

用天南星五钱，生枸杞一两，芙蓉根一把，天花粉、羊角豆各五钱，松柏二重皮一把，同捣烂和蜜、酒煨热敷。若洗用马鞍藤、马鞭草煎汤，先薰后淋洗。又方用埔银根二重皮八两，鸡蛋十一个，水四碗同煮。熟后食蛋，取效如神。若身中有虚热者，可分二次服，此方并治心疽。另方用横纹甘草一两，每节切四寸为度，用溪间长流水蘸湿，文武火漫炙，自早至午，以水尽、甘草心水已干为度，加老酒二小碗煎一小碗，空腹温服，次日再服，可保无虞。但此乃王道之药，自无近功之效，断不能急于消肿，得候至廿余天方得愈。尚有方初起用猪屎草捣盐敷。

便毒，生阳物蒂处毛内，初起一小粒如挤样，后发肿痛色红，妇人生者则曰阴疽。其状如痔，但痔形长，便毒形圆。此症因色欲过度，膀胱经火动所致。宜用石薯去皮绞去汁和童便捣匀冷敷，若脓出，用苦菜叶泡软加生矾、红糖捣烂敷贴。又法治初起，用金银花、五倍子、茶叶各等分，共为末，调蜜敷。若脓出，用绿豆粉、干葛各等分，金银花五钱，合为末，和蜜敷。

又方用黑丑一两，生地五钱，炖酒服。或外用芙蓉花须、大黄三钱、生地三钱捣蜜敷。便毒已破，不得收口，方用白蜡一两，白芷一钱，乳没煅各三钱，银朱一钱，共为末，掺入外贴膏药。

痔疮[①]，生在睾丸下两股界边，形长平面，红肿无头，以手按之有一核。此症因小肠有热所致。用老鼠糟叶捣盐热敷，若无叶，用根亦可。余治法与便毒同。

疳疮蜡烛，生在阳物头上，初起一小粒，延久不愈，渐变痒烂如蜡烛，故名。此症因胆经与小肠湿热兼色欲过度蕴成火毒所致。宜用水中久浸重色柿叶煎汤淋洗，立即止痒，再将渣捣敷疮上，不过二三次可愈。又方满天红草、火巷头煎汤洗，另用川连、蛋壳各一钱（或一分亦可），轻粉少许，细研末涂之。另方用茶叶、生矾同煎洗，后用银朱调鸡蛋清涂。又方用莲叶晒干为末，调蛋清涂。或用鸡蛋壳焙干为末，调蛋清敷。又方用轻粉五分、杏仁一钱、胭脂一分、儿茶四分、冰片一分，合为末煎汤洗，后用三仙丹调蛋清涂。又方猪屎草捣盐敷。又方用煅甘石三分、制冰片一分合为末，先以五倍子煎汤洗，然后涂药。内托方用土茯苓、金银花、藕节、桑白皮、连翘、赤芍、甘草、桃仁、灯芯各等分，水二碗煎七分，渣一碗煎五分，空腹服。又方初起用三黄丸泻之。防风、荆芥、连翘、花粉各六分，枝子五分，黄芩、鲜皮、土茯苓、甘草各五分，银花、苦参、生地各六分，水二碗煎一碗，空腹服，渣洗。再用麝香四

---

① 此病本在便毒前，今据移至便毒后。

分，冰片三分，熊胆三分，珍珠五分，琥珀六分，朱砂、龙骨锻各六分，赤石脂烧红存性八分，海螵蛸三分，乳香、没药、儿茶俱制各一钱，共研末调茶油涂，十日见效。

治下注疳疮糜烂方，密陀僧、黄丹、黄柏蜜炙、乳香各三钱，麝香少许，轻粉钱半，共为末，用葱汤洗疮，如疮湿干涂，疮干调香油敷。

疳疮解毒汤，防风、独活各六分、连翘、荆芥、黄连、苍术、贝母各七分，赤茯、赤芍、黄柏、龙胆、木通各九分，粉草三分，灯芯二十四条，水碗半煎七分，空腹服。有便毒者，加大黄二钱温服。

妇人疳疮，因月经后房事致成湛浊伏流，搔痒无时。胡椒、葱煎汤一日三淋洗，后服赤石脂、龙骨、黑牵牛、菟丝子酒浸蒸、炙黄芪、沙苑、炒蒺藜，共为末炼蜜丸如桐子大，每服二十粒，燕窝蒸酒澄清送下。另方川芎、白芍、杏仁各等分，共末搅羊油为丸，棉包塞入阴内，又蕉根水洗。

膳痈，生两睾丸胞囊处，初起红肿疼痛，后发尖红。此症因膀胱火动所致。宜用苦菜泡软捣红糖敷，若脓出腐烂，用大制叶煎水洗，后用绿竹叶焙干为末，每日各洗、敷一次。又一法治初起，用大黄二钱，五倍三钱，朴硝五钱，苍术一两，共为末调酒敷。若脓出，用儿茶一钱，血竭五分，朱砂五分，冰片一分，合研末涂。若至糜烂发臭，亦可用此方。又方硫黄、大黄、黄柏等分为末和蜜或鸡蛋清，先用点膏涂，脓出尽后再敷上药。初起用万应散调酒涂亦可。内服止痛方为：连翘、银花、穿山龙等分煎服（脓出后再服）。如脓出久见睾丸，用鼠爪叶晒干为末，和冰片擦涂。

阴囊肿如水晶，此症乃阴汗湿潮所致，宜用灶心土三升，研碎入锅内炒至极热，加川椒、小茴香于上，热敷阴囊。内服用除湿汤。

玉茎肿虚肿溃烂，治用大枫子七粒去壳，水银、朱砂、鸡蛋壳烧灰存性各五钱，儿茶五分，合为末，调蛋清涂。又方鳖壳烧灰存性为末，调鸡蛋清敷。又方黄连末一钱，冰片二分，先以松柏须煎汤热洗，后将药末调香油涂，如疮湿则干掺。

外肾子烂出（囊脱），胞囊皮破并痒，宜用老杉木烧灰存性，苏叶等分为细末，以大苏叶包之敷贴。又方用蛇床子二大把、猪母菜一把、五倍子五个、明矾一块，共捣烂煎汤洗。

阴蚀疮，生阴下，不论男女，其症阴内生虫，或红或白，痛不可忍。宜用绿豆粉、胭脂米各五分，为末干掺。又方用生白果仁，嚼烂敷之，可愈。

阴蚀疮，此疮或痛或痒，如虫行状，淋漓脓汁，阴蚀几尽。皆由心神郁结，胃气虚弱致血瘀滞。内服补心养气汤，当归二两，白芍、川芎、地榆各三两，共为末，水五升煮三升，去渣饮三日，外以薰洗。红丹、枯矾、扁蓄、果本各一两，硫黄五钱，荆芥五钱，蛇床子五钱，蛇退一条烧灰存性，共研末，另先以蛇床子、荆芥穗煎汤洗，若疮口湿则涂，疮口干则调蛇油敷。又阴内湿烂痒痛，用蛇退烧灰存性，搅香油涂，敷前先用盐水煎洗。又阴痒用大黄微炒、炙黄芪各一两，赤芍、元参、丹参、山茱萸各五钱，蛇床子五钱，共为末，饭前温酒服二钱。另用杏仁烧灰乘热棉包入阴中，一日一换，再以地骨皮煎汤洗之。又阴门生虱，用槟榔三钱煎汤洗。又阴门生无名肿毒，用木别子三钱，研末和白面三钱，搅米醋涂。或用香茹四两，水浸洗过，水五碗煎茹食并水洗之。又一阴疮方用松香五钱、枯矾五分、煅硼砂五分、黄丹五分，为末调茶油涂。另生地一两、银花六钱、甘草三钱、土茯三两，水煎服。

阴痒，因阴下盛湿，用甘草汤一日洗三五次。

阴挺下脱方：桂心（或川椒）、吴茱萸各一两，绒盐二两，共熬，候冷，捣南香一两，以棉包药如指大，塞入阴中，一日二换。又方蛇床子五两、乌梅二十四粒，水五升煮三升，去渣稍冷洗之，每日五次。又用硫黄、海螵蛸各五钱，捣南香为膏敷。若下脱如肚大，方用荆芥穗、藿香叶、臭椿树共煎汤洗，或先以淡竹根煎水洗，再用五倍子、白矾为末干涂。或五灵脂烧烟薰，次用蓖麻子研末和饭粒涂，药后洗净。

后阴部

坐板疮，生臀股之间，形如风癣，色红作痒，破流黄水。先用红丹调茶油涂，再用豆腐晒干捣红丹作膏药敷贴，一日一换，候新肌长成，乃用蛇退于罐中焙干研末。另用松胶于磁器[①]中冷水熬干，取起捣碎，再以茶油同上二味熬滚，候冷下红丹搅匀，抹之十日即愈，每次更换当先用旧茶叶煎水洗。又方初起用马齿苋捣烂敷上，二三日即愈。此方亦治多年恶疮焮痛。另板疮用水银膏，其方专治一切毒烂疥疮，敷之二三日即效，用大枫子仁一两，水银、轻粉各[②]一钱，铁锈粉、樟脑各五分，生熟矾钱半，加田螺壳烧灰存性，合研末调猪油敷。

粪口痈，生肛门口两边，初起如龙眼大，痒痛色红，后渐肿如鸡蛋。此症因肺火所致，治法与悬痈同。

---

① 磁器：即为瓷器，下同。

② 原文缺“各”字，补出。

血毒证，血毒生于肛门口，与粪口痈相似，但色黑。用咸虾花捣盐敷。

股 部

白腿，生足大腿阴面中央（若不正中便是风毒，殊非此症，须分辨细详）。此症初起一块红肿，如牛皮形长，无头面，骨内痛，身体不安。因肝血燥热所致，宜用溪菖蒲、韭菜、桔子叶、洋葱、樟叶杵盐煨，候少冷敷。若脓出，用胡蕨头加生矾、红糖、米醋煮敷。又方初起用大腹皮、槟榔、青皮、归须、红花、桃仁、三棱、莪术、大黄、杉炭各等分，合末与糯米饭杵匀，调酒敷，一日一换。若脓出，用水粉、白蜡、乳没、枯矾、南星、滑石各等分为末，调蛋清敷。又方用蕨叶杵烂炒酒敷。又方用石南藤干二两炒红酒服。又方用茶油叶、松须煎水服。又方用芙蓉花根捣盐煨热敷。

马面疮[①]，生足大腿部内侧，初起色红肿痛，形圆，并无头面，伴身上不安。此症因心火毒动所致，若延至四十日外则不治。其用药与白腿同。

赤腿，生在足大腿外廉风市穴处，初起色红筋痛。乃风湿所致，治与白腿症同。

匏靴背，生于足大腿髀骨边深肉处，初起骨内肉微痛微肿，形圆，按之大坚，不见红热，延久乃生大患。此症因太阳受风，肺经受寒兼多饮冷水所致，宜用大匏叶捣盐热敷。又方用溪菖蒲、大樟叶、乌樟叶、刺公母根皮、扁柏叶、桐子、童便、醋、蜜捣匀和南香末敷，若脓出，用胡蕨头、生矾、红糖、盐同捣敷。又方初起用生地、大黄、薄荷、南星、五倍各等分，为末调酒敷，若脓出，用赤石脂三钱，白蜡一钱，冰片二分，龙骨、辰砂各一钱，水粉二钱，合末掺，外敷以万应膏。

腿头背，即腿项疖，生腿后匏靴骨处，初起红肿，形圆如龟背一般。此症因大肠受风所致，宜用扁柏叶、桐子泡软、刺苋、南香合捣醋涂。若脓出，用胡蕨头，苦苔叶、桐子叶、红糖、生矾同捣醋敷。其余治法与匏靴背同。又方用千金散、南星、红花煮醋涂。又方南星、大黄、白芷各五钱，干黄牛屎五钱，川芎、川乌、红花各一钱，焙干煮醋敷。

① 此病原在白腿前，据文意移至白腿后。

膝　部

牛头疔，生于膝关节处，初起一小粒，发则肿痛，痛极难忍。此症因风湿所致。急用胡蕨头、川椒为末捣敷，或煮醋冲牛屎敷。又可用烟草煮醋至沸洗，渣敷患处。又一治法，初起用丁香一分，降香二分，白芷、龟板各一钱，共为末调蜜敷。若脓出，用木屐皮烧灰存性，水粉合研匀调冷茶敷。又方用千金散煮醋冲之，渣敷。又方用大黄二钱、乳没各五分、花粉钱半、丁香六分、五倍一钱、羌黄[①]一钱、南星一钱、红花三分，为细末，用牛屎煮醋调敷。或用水牛乳涂。

牛轭背，生透中穴，初起一个如鸡蛋，红肿焮热，隔一夜即发大肿。此因膀胱、肾受风湿所致，治法同牛头疔。又方用雨伞头、葱仔、穿山龙根捣盐热敷。凡治疔草药最忌热之，亦最忌酒，独此一方要煨热，用法殊未妥当。然先人所传，有意见姑存之，以待后人小试。但此方主治乃背证而非疔也，倘确认为疔，亦当慎之。

人面疔，生膝关节，有面目口鼻痛不可忍。此症因饮酒受风所致。初起用川贝二钱，节次挑于疮中，令至饱而吐，吐则疔死，若未吐则尚未死，切不可用别方药，须将原药再与服至死，然后用石龙骨五钱、血水皮炒黑三钱、自然铜一钱、麝香二分、冰片四分、儿茶一钱、珍珠一分、琥珀炒黑二钱，合末敷痛处。外用万应膏贴之，不时须再敷。此疮难愈，经医一年方见效。内托方用川贝去心二钱、莲肉去心一钱、生川连一钱、水一碗煎五分，空腹服三剂。再服银花三钱、川牛膝五分、木瓜三钱、生地五钱、杜仲八钱、陈皮七钱、菟丝饼五钱、当归七钱、肉桂五钱、丹皮五钱、白茯苓三钱、五味二钱、甘杞六钱、厚朴六分、苍术八分、甘草三钱，共为末，蜜丸如桐子大。每清晨服一钱，开水送下。忌酒色毒物。

膝下疔，用旧甘蔗渣烧灰存性，调桐油敷。

鹤膝风，用红蓖麻叶、生艾、樟叶、埔姜心、生松柏叶、火巷叶等各一把，同糖捣烂，炮热敷包患处。

女人鹤膝风，痛内侧，微肿，肤色不变，至久不能履地、伸屈。方用真溪蕉、龙麟草、蒲公英、午时草头炖酒服，不能饮酒者，酒、水合炖。外用正麻油半斤，上米醋二杯，煮沸，布包苍术、防风粉末，蘸油推、洗长时间。第二次麻

---

① 羌黄：即姜黄，下同。

油四两，米醋一杯，第三次再减半。注意洗时避风，洗后包裹。愈后用大枫叶、算盘子、埔姜叶心、苦桃叶、莶叶捣烂，同红蓖麻叶、缠壁龙、苍耳子、生松柏叶、芫荽枝、旧柚皮煎尿数沸，推洗患处，六剂可愈。内用菖蒲、蒲公英、午时草头、龙鳞草枝及叶，水为煎，即同全鸡合酒炖，空腹服。

又治男子寒天膝处风痛微肿，肤色不变，不能屈伸。方外用麻油及米醋煮沸，推洗至久，内用木瓜五钱，杵为粗末，水酒合一大杯煎服。消肿后又用大枫叶、香杨叶、红蓖麻叶、缠壁龙、苍耳子、生艾心、生松柏叶、芫荽枝、干柚皮煎尿洗三五剂，再内服归全、炙芪、木瓜、苡仁、淮牛膝、续断、溪蕉、一枝香、菖蒲、石南藤，同鸡一只，炖酒服。

又治男子足风膝痛，肿久不能屈伸，行走无力，或肿及手掌，不能握物。用羊肉炖炙芪四钱、当归身二钱、淮牛膝二钱，和酒，空腹服之，可痊愈。

又治男子暑天患风，足膝微痛红肿。外用祛风青草药煎尿三沸，洗患处。内用炙芪三钱、归全二钱、首乌一钱、炙草五分、川牛膝一钱、续断一钱、秦艽一钱、独活一钱、生地一钱、苡仁[①]，炖酒空腹服。后又用大熟地二钱、茯苓二钱、淮山钱半、丹皮七分、泽泻七分、杜仲一钱、石斛一钱、淮牛膝钱半，水煎服，三四剂即消肿。若是膝痛，肤色不变，痠软无力。此为血衰气虚，方用炙芪五钱、归全三钱、首乌二钱、川牛膝钱半、六汗二钱半、炙草五分，水煎服三剂。后用大熟地二钱、山茱钱半、淮山钱半、白茯苓一钱、丹皮八分、泽泻八分、淮牛膝一钱、石斛一钱、杜仲一钱，水煎服，三剂。

治走马风方（兼治遍身风痛），用老姜半斤，葱头不拘多少，捣烂绞汁。汤同牛皮胶四两烊化煮取，候冷自成膏，贴之。

胫 部

崩砂疔，又叫流砂血注，生于脚臁处。初起四五粒如疥样疼痛，久则腐烂渐痒。此症因皮肤湿热，血气不行所致。宜用松须、花黄子同捣烂，滴少许水绞汁煮成膏，不拘时敷，或用犁叶、生矾同捣敷。又方用生矾、松香为末，调熟猪油敷。另方朱砂四分、冰片二分、儿茶一两、炉底二钱、炉甘石五钱，煮醋取起，柚叶七片，针刺孔，叠铺敷药。又方乌佛仔泥、铜青、白蜡，为末捣醋涂。

---

① 苡仁：原文缺剂量。

附骨疽，生内踝骨上三寸，三阳交穴[①]处。初起红肿无热，但脚酸软，至五六日微肿一条，渐渐坚硬，以手按之，方觉有痛。此症因体衰，风湿浸淫，血气凝滞所致。肌肉必渐消瘦，发热口渴。宜急用五倍、大黄各三钱为末，和南香末四两调蜜、酒敷，一日一换，至五六日或见浮肿者，可治。若不得浮肿者，难治；若溃烂浮肿者，用胡蕨头、生矾捣盐敷，干即再换。脓出尽后，若不收口，用万应膏或神异膏、五香膏、千捶膏之类贴上可愈（方俱载卷下）。又方用川续断、连翘、黄柏、南星、黄芩、藕节、桑白皮各五分，共为末，和南香末二钱，搅醋、酒、蜜和鸡蛋清敷。另方用当归一两，熟地两半，白茯苓、白术、丹皮、陈皮各五分，厚朴六分，苍术一两，甘草三钱，共研末合蜜为丸，如桐子大。每服钱半，空腹开水送下，忌猪肉及牡蛎等物。

臁疮，生胫外臁骨，此乃行动之处，最为难愈。宜速用白磁土、虾、生茶油或菜籽油同捣敷。又方并治板疮烂状如崩砂疔者，用旧杉木节烧灰存性，用[②]麻油。先用净姜叶一片，药敷在叶上贴之，或加水粉少许，外以绢、棉包定疮位，数贴而愈。又方用隔纸膏（方见卷下）。另方神效兼治百疮热毒及无名肿毒，用龙骨、黄连末各三钱，甘石五钱，乳没各一钱，黄柏末四钱，冰片五分，共为末，取香油半盏、童便七次、番蜡五钱先熔化，再和药末搅匀敷患处。尚有方用生百合捣白糖敷，候毒拔尽，再用绿豆粉、川连末调蛋清涂之，可愈，亦兼收口神效。又方专治臁疮，用羊蹄草捣烂，先茶油煮沸方下药，再煮至大沸，搅匀取起敷患处，三贴则愈。又方用黄柏末一两，轻粉三钱，合末调猪胆为膏。先用满天红草、风吹不动草煎沸洗净疮口，然后贴膏，愈后人乳洗净即收口。

腿头痈，生踝骨上面外侧处，初起骨节酸痛，至七日则发肿如血毒一般，色红。此症因小肠经热所致，宜用香圆叶、刺公母根皮、猪母蕉叶、韭菜捣盐冷敷。若脓出，用蕨头、苎薯、生矾、红糖捣烂敷。又方用五倍、蜡煮至软、水粉、饭、盐捣匀贴之，若脓出，用天花、甘草、龙骨、血竭共为末，调生猪油敷。如大烂者，加樟脑。

足　部

踏地疔，生于足底心前后，初起即刺痛，用蟾蜍一只，剖开敷于患处，或

① 据文意应为三阴交穴之误。

② 据文意，用当为“搅”或“和”之意。

蜣螂(即牛屎龟)捣糖敷。又方曝露之甘蔗渣烧灰存性,调蜜敷。

七星疔,生头面或足膝屈伸上下处,初起即累累相连,红肿疼痛。宜急用生大黄、生南香各等分共为末,调鸡蛋清敷。

踏土蛇,生于足底前面近指处,用杉莿仔、牛托鼻根捣盐煨热敷。

足底症,生足后跟底处,焮热肿痛。此处皮厚,若成脓甚难破出,须用刀剖。此症多因沙、石所伤,或伤竹、木,宜用桃叶捣盐煨热敷。又方用算盘子叶杵烂炒酒敷。又方千金散煮醋敷。

足五总蛇,此症生足指缝内,治法与五总蛇同。

挞水癣,生足跗上面,初起皮肉干枯,色白而痒,延长不愈必变黑斑,皮厚痒痛及成烂疮。用松香、白胶香各一钱,乳没各五分,水粉五分,蛇床六分,明矾、轻粉各四分,为末调香油抹。每次抹之前,须用松须、茶油叶各一把,五倍、蛇床各八分,明矾七分水煎洗。又方鲎壳烧灰搅香油涂。

水泡,因远行力路足打成泡,用清水调生面粉涂,一夜即消。远行脚肿,用草乌、细辛、防风各等分为末,铺鞋底内,以湿布垫之。

蟧蛾疔,生于足面上或小腿及手上。此症痛入骨节,初起时一红迹,坚硬,大则变痒肿,后则扩散别处。治宜于初起处用纸贴疮上,外用吉松节劈细,点火炙纸上、四围,令其松油滴入痛处,不二三日可愈,后用疔膏贴。此疔与别疔症不同,极喜见火,以火炙之反止痛。若见火其痛益甚,则是别症热疔,当细心分辨,不可大意。又法用寒水石、灶烟、归须、川连、甘草、血竭、儿茶、龙骨各等分为末,调茶油敷。又方用蟧蛾捣红糟涂,或用番薯叶捣糖涂。

踝疮,生外踝关节中,色紫红。此疮甚难收口,如有小收,当用芙蓉叶蘸口沫贴之,不能收口宜用桐子叶数重,叶刺孔叠敷上,外盖上一叶不刺孔。

向天疔,生足面上,初起一小粒疮样,疼痛色红,能循股而上,连生数粒,至心则死。此症因肝受风,血不归肝所致。宜用土蛤肉捣敷,或用鸡蛋煮热,候冷去壳敷。若疮口糜烂,用田螺烧灰存性为末,干黄牛屎末合调醋敷。又方用五谷虫捣烂敷。又一法治初起,用丁香、乳香、南星各一钱,藿香五分共为末调酒冷敷。若糜烂,用水粉、五倍各二钱,朱砂一钱,冰片一分,合研涂患处,外用刺苋泡软贴之,一日一换。或用香附捣酒敷。

足背疮,生足面上,久烂不干,百药不效。此乃恶疮,宜用磁石为末掺,外用绿云膏敷后密封,能去腐肉生新肌,至新肌平于足面则当停药,否则疮处新肌反凸起。此方治遍身恶疮俱效,真妙方也。

白丝线,生足底成块,筋脉牵缠数条,挑破脓涌出如粉条,一般百治不效，只用漂露日久黄牛屎，于新瓦上焙干调麻油，一宿即无恙，神验之极。

腿背方，治腿匏靴下初起红肿，势如血背热痛。因小肠受风所致，用侧柏、生桐子、刺苋和南香捣烂冷敷。

鹅目疔，生踝上，用朱砂一钱、冰片二分、银朱二钱、白蜡一钱、水粉五分、仁丹一钱，调茶油涂。

足疔肿痒良方，生鸡骨焙末，调茶油涂。

治足膝风筋瘤，不能屈伸，但肤色不变。外用祛风鲜草药类煎尿推洗，再用消肿散血散气散调敷。方为芙蓉叶、马鞭草、猫公刺、牛托鼻，稍为捣烂，调鸡蛋清、酒各半，蜜少许，敷至愈。内服用炙芪二钱、归全一钱、生地二钱、龙麟草一钱、羌活八分、防风八分、白芷七分、乳香七分、蒲公英一钱、苡仁一钱、川膝一钱、五加八分，水煎加酒一盏，空腹服效。

屡验蛀骨疔方，蚯蚓十三条和糖饼一掌大捣敷，脓出如涌泉。若有骨不得出，用空心菜捣糖敷，自出。

蛀骨症，生于四肢硬肉处，初起骨内痛，皮肤上无红，候至一二个月，方发肿脓出。可用生毛将军头捣盐冷敷，或发至二三年者，再加皂荚根同捣。又方初起用自然铜一钱、榧子一钱七分、五加一钱、生大黄一两、槟榔三钱、雄黄一钱、朱黄一钱共为末，和南香末三钱，调酒敷，二日一换。若脓出，用烟草一钱、榧子、明矾、雄黄、乳没各等分共为末，和饭捣匀，搓成线索状，穿入痛处孔内，外用白蜡叶捣烂和蜜敷贴。

蛀骨或有虫方，用狗尾癀绞汁灌下，虫即死。

蛀骨创口见黑色、不生肌，方用乌铅打片浸醋一夜，贴敷疮外，二日自起收口。

蛀骨收口方，两头尖烧灰，调香油涂。

治诸风隐隐肿痛、肤色不变或足膝痛不能踏地，方用麻油及醋煮沸推洗，又用猫公刺叶、椒叶、盐酸根、南香各等分调酒敷，即消肿。再用冲和散调葱汤敷，即痊愈。冲和散，见各外科书。

治风热方，绿豆粉五钱、南香五钱、扁柏末一钱、大黄末一钱，调鸡蛋清及蜜敷，如无扁柏可用生松针叶或白菊花叶代之。

治风热体如虫行，用盐水煎汤洗三、四次，愈。

治风热耳前后红肿热方，绿豆粉、南香各等分，加生扁柏叶捣烂，调鸡蛋清及蜜敷。内服方用防风一钱、白芷七分、荆芥一钱、连翘一钱、枝子钱半、石膏一钱、升麻五分、甘草五分、赤小豆一钱、射干七分、柴胡一钱，水煎服。

冷风膏：红蓖麻仁四钱、松香二两、江子仁二钱半、轻粉五分、乳没各二钱、杏仁二钱半、木别四分,用麻油合杵成膏。

治风热敷方,姜黄四钱,大黄三钱,枝子、天花、赤芍、赤小豆、南星、川乌、草乌各二钱半,南香、白芷、乳没各一钱,合末调鸡蛋清、蜜涂。又方治皮肤红肿、光亮者,白芷一钱、大黄钱半,合末调葱捣匀敷。

发无定处

杨梅疮,其各形各异,主要是气化、精化二因,但气化传染者轻,精化欲染者重。气化者,或遇生此疮之人,鼻闻其气,或误食不洁之物,或登圊受梅毒不洁之气,脾、肺受毒,故先从上部见之,皮肤作痒,筋骨微痛,其形小而且干也。精化者,由交媾不洁,精泄时,毒气乘肝、肾之虚而入于里。此为欲染,先从下部见之,筋骨多痛,或小便涩淋、疮形大而且坚。方用马齿硝二钱半、水银二钱半(口涎揉死)、皂矾二钱、生盐二钱,研末,瓷器封密于炭火中烧一炷香久,备用。每日早晚各用芥菜包药如桐子大,每服五丸,三日后若疮毒渐愈,可服绿豆汤。又方土茯半斤捣烂,牛膝、生地、皂角子打烂、熟地、川芎、当归各钱半,黑牵牛擂末一钱,灯芯四尺,竹叶四十叶,水十九碗煎至十二碗,连罐放于湿地退火。每日饮四次,每次一碗,入酒二盏。约三日药尽,再服一剂。若未痊愈者,用大枫子五钱、樟脑二钱、三仙丹三钱、轻粉一钱、明矾三分、硫黄五分、胆矾三分,共为细末调猪油为膏敷。又方川山甲五钱、银花三分、花粉三钱、灵仙红糖制五钱、蝉肚七个、粉草三钱、连翘三钱,水三碗煎一碗,另羊肉一斤半煮烂与药汤和酒食,以醉为度,一宿便愈。又一敷方,用雄黄一钱半、杏仁三十粒去尖、轻粉一钱共为末和猪胆调匀涂。

又有杨梅收毒方,并治天疱。制甘石一钱、樟脑二分,合蛤蟆煎酒服。后用水粉二钱、三仙丹五分为末,搅空心菜汁涂,涂前先用苦林盘叶煎水洗。又食用朱砂一钱、赤茯苓二钱、雄黄二钱、血竭七分、川连五分、麝香一分(妇女用珍珠一分代麝香)共为末,饭粒和丸,红丹为衣。服此丸后须用绿豆煎水食。

又方洗杨梅、天疱、疳疮、风癣,药用牛膝、大黄、黄芩、甘草各四钱,川乙金钱半,五倍子四两,水煎沸下药,用桃枝连搅煎,煎洗三次。若有风毒、溃烂者,用乳香三钱,琥珀二钱和冷水涂患处。

又方治干梅风癣,天花片、威灵仙各钱半、酒防风六分、荆芥七分、山甲蜜炙七分、皂夹去子一钱、蝉退钱半、连翘七分、苍耳子八分、炒枝子七分,羊肉汤作水，二碗煎一碗，渣碗半煎分[①]。

又方治天疱、杨梅、疳疮。川山甲、焙僵蚕、五灵脂、川贝母、甘草各五钱，共为末，泡烧酒露宿，空腹温热服。或用春茶叶略炒六钱，秋茶叶炒黑六钱，轻粉共为末，捣饭粒为丸，空腹白汤送下。身壮者服十丸，衰弱者五丸，暂停一二日再服。疮口用苦林盘叶煮松香油、水洗并敷。

瘭疹，生于遍身及手足上下股肱，不论腹背皆是。其症如沙疥，但此症时发时止，发则痒极，搔破出汁结痂则暂消没，出没无常。此因血燥皮肤受湿所致，宜用五倍子钱半、蛇床子一钱、苦参一钱、明矾八分、松须一把，水煎淋洗。另用黄丹八分，轻粉六分，明矾六分，乳没各八分，水粉八分，五倍子、蛇床子、炉底各八分，共为细末调油涂。又内托方，杏仁一钱，生地钱半，枳壳烧灰存性、独活、当归、荆芥穗炒黑各八分，白藓皮烧灰一钱，老姜三片，水碗三煎七分，空腹服。

瘾疹，由肺经风毒而致，遍身毛窍内发粒，搔痒之极，夜间更甚。其症有二：一在皮内干痒，状如皮肤粗糙；一细细颗粒出皮上，脓出结痂而愈，后再发状如疥。治法通用桦皮散，方为枳壳四两烧灰存性、荆芥穗一两、炙草五钱、杏仁二两去皮尖，水一碗煎至半碗，取起晒干，合研末。每服二钱，食后温酒服下。

血风疮，生于遍身及手足，白头红底，状如烂疥。但其疮颗粒疏而分明，大者兼见紫色，而疥疮则密发成穰，医者当知分别。此症因血虚皮肤受风所致，宜用三黄末二钱半，红丹、五倍子、炉底、松香、杏仁各八分，共为末调茶油涂抹。此方并治小儿胎毒，如坐月子染者，调茶油；满月后染者，调麻油。内托方用生地、丹皮、防风、天花、荆芥各八分，忍冬花一钱，浮萍、连翘、杏仁、白芷各七分，皂刺一分，甘草四分，水碗半煎八分，渣一碗煎六分，空腹服。又方名曰五色丹，治遍身及手足发粒破痒痛烂，并干、烂癣诸症神效，用土黄连、土黄柏、雄黄、朱砂、黄丹各二钱，蛇床子炒黑、枯矾、臭槟榔炒黑、水银各四分，松香六分，大枫子仁六粒，共为末，以茶油煮沸候冷，调匀涂。

流注，与无名肿毒同发于无名部位，凡周身气血不行，凝聚日久不散之处，皆能成疮。初起微肿一核，血色[②]如常，无甚痛，渐肿渐大，延久则发大肿，伴憎寒发热，一处脓出，又出一处。初生一二处或至三四处尚可医，若至五六处而牵连遍身及手足者，至知痛时已成大患，故名流注，须及早治，如至

① 原文漏字，据文意应为“八分”。

② 血色：据文意，应为肤色之意。

溃烂，亦能蛀骨。此症将发之时，遍身骨节酸软顽硬，速则十日，缓则一二个月方作大肿红痛。此因元气衰弱，肝经受风湿所致。初起宜于疮处上下一寸处各灸七壮，上泻下补，并补合谷三壮。治用大青叶、番苋制[①]热绞汁，韭菜、洋葱、盐酸草、生矾、红糖同捣和酒、醋冷敷。若脓出后，亦可续用。又方初起用大樟叶、溪菖蒲、韭菜、香杨叶、桐油（或桐子），加生楂油少许捣敷。又一法治初起用防风一两半、白芷一两、薄荷一两五分、连翘一两、南星一两半、大黄一两半、五倍一两半、大附子三钱三分、南香八两，合为末搅酒、蜜、醋敷。若脓出后，亦可再用。又方用千金散调醋敷。内托方用薄荷、白茯苓、银花各一钱，川连七分，甘草五分，水碗半煎七分，渣一碗煎五分，空腹服，此方须服至五剂方效。内托药丸用槟榔、牛膝、厚朴、陈皮各五钱，桂枝、枳壳、甘草各三钱，木瓜八钱，生地一两，防风四钱，薄荷、白茯苓各二钱，共研末，醋糊丸如桐大，每服一钱，用酒或开水送下。食物忌猪油、红酒。又方用射干二分、降真香一两、红花一钱、大黄二钱、银花一钱、土获一钱、山甲一钱、甘草五分，分作二剂，水碗半煎八分，空腹服。

风毒流注神风，不论二三十年遍身伤破，延及手足遍者。此方极验，千金不传，乃江西太医秘传方。此症忌食鸡、生姜、羊肉，切记。方为防风二钱、荆芥一钱、独活一钱、葶苈一钱、木瓜一钱、银花三钱、连翘二钱、川牛膝二钱半、薏仁一钱、白蒺藜炒一钱、白僵蚕一钱、羌活一钱，共炒为末，面为丸如豆大，每次二钱空腹米汤送下。此一服尽，再服汤药解毒，汤药方：当归一钱、白芍一钱、木瓜一钱、薏仁一钱、银花一钱、连翘一钱、黄芩一钱、陈皮一钱、僵蚕七分、薄荷叶一钱、甘草五分、荆芥五分，水煎空腹服。又方治风毒流注，亦治蛀骨症。方用川乌二钱半、草乌二钱、生大黄三钱、生黄星[②]二钱半、白芷三钱、白芨三钱、滑石二钱、桑白皮三钱、丹皮三钱、五倍子三钱、南末五钱、血竭二钱、木香钱半，共为末，调酒涂。此症蛀骨在内，宜先用生鳝鱼对疮口敷，而骨自出，后敷药收口。

癣，此症总由风热湿邪侵袭皮肤，郁久风盛，则化为虫，是以搔痒之无休也。其名有六：一曰干癣，搔痒则起白屑，索然凋枯；二曰湿癣，搔痒则出黏汁，侵淫如虫形；三曰风癣，即年久不愈之顽癣，搔则痹顽，不知痛痒；四曰牛皮癣，状如牛领之皮，厚而且坚；五曰松皮癣，状如苍松之皮，红白斑点相连，时上作痒；六曰刀癣，轮廓全无，纵横不定。治疗总以杀虫渗湿，消毒之药敷

---

① 制：应为"炙"之误。

② 生黄星：疑为"生南星"之误。

之。分治如下：

癣药通治诸癣，药方牛皮烟一钱、铁锈粉五分、牙硝四分、枫子肉十粒，共为末，调醋涂。干癣用黄纸与癣并大，蘸酒贴上，又用硫黄末涂在纸上，灯芯蘸麻油炙之；湿癣用猪蹄甲入青矾烧灰，麻油调敷。又方名夹纸丹，用冰片分半，轻粉、铜青各五分，水粉、朱砂、水银各三分，先将冰片等五味研细取起，然后置水银于瓷内，掺些口涎同研至无星点，方下前药末合研匀，以油纸一张折二重，内一重以针刺孔，涂药于上。刺孔一边贴疮上，勿令移动，屡用屡验。又方用鸡蛋清调红丹蘸抹患处，初起一贴即愈，久患用二贴，用时先以旧茶叶煎汤洗患处。金钱癣，此症形圆如铜钱，渐渐扩散周围，细斑点点红色。治用正轻粉、草决明各五分，共为末调醋，用时先将疮口抓破涂即愈。又方治厚皮癣，雄黄、牙硝各二分，白信五厘，轻粉、国丹各五分，铜青、明矾、硫黄、五倍子、蛇床子各一钱，共为末，调香油涂。涂前剃去疮口硬皮。又方治多年顽癣，方用皂角一条，樟脑、花椒、蛇床子各一钱，麝香五厘共为末，用醋调药末涂擦。又方治风湿癣，药用川槿皮四两、斑蝥一两、半夏五分、木别子去壳五钱、槟榔五钱、雄黄三钱、白砒一钱，俱碎，另将黄砒细研合一处，用河水、井水各一碗，浸晒三日，露三夜，药可抹患处。又方治白光疮，俗称犬癣，用窑内烧红土四两，轻粉一两，共为末，调猪胆汁。剃头后涂。

沙疥烂疥，皮肤湿热或受传染，手足遍烂红肿疼痛，举止艰至，脓水如胶。用败毒熏丹并治板疮及热毒、疥疮等，但体弱者及病后气疥、年老者俱不可用此方，因该方虽善败毒，未免有伤元气，须当审慎。方为防风、荆芥、川椒、白芷、苦参肉、苍术、蛇床子、生大黄各一钱，雄黄钱半，合研为末，用纸铺长六七寸，置艾绒于中卷成条，疥密者每一帖分作二条，疥稀者每帖分四条。每夜临睡前用一条燃后放火笼子内，病人解尽衣服同纳入被中盖密，唯头部至颈勿盖。又方名绣球散，治沙、烂疥并治头面癣疮、臁疮，用水银一钱，白矾、槟榔、首乌各八分，蛇床子二钱，大枫子十粒，木别子四粒，白芷六分，樟脑一钱，雄黄三分，硫磺四分，三仙丹、轻粉各六分，胡椒七分，三黄末八分，共研末，沙疥干擦，烂疥调茶油涂。若治干癣，每绣球散一钱，加白藓皮、川椒皮各一钱，合研末，调茶油涂。若治烂疥，可加炉底、枯机[①]、红丹、花椒。又方治烂疥用大枫子仁二钱，水银、白芷、明矾各一钱，蛇床子五分、樟脑八分，合为末，调茶油抹，沙疥干擦。又方用牛皮烟、明矾、黄丹各等分为末调茶油涂。又方水银、炉底、大枫子、樟脑各等分，共为末，调生猪油，布包

① 机：应为“矾”之误。

擦患处。又方用水银六分,樟脑四分,大枫子八粒,轻粉四分,胡椒、明矾、蛇床、槟榔、三仙丹各四分,三黄末六分,共为末,调茶油涂。又方胡椒、樟脑、朱黄末各六分,硫黄、明矾、铜青、炉底、轻粉各五分,大枫子五粒,水银三分合为末,调茶油涂。又方专治沙疥,用硫黄、槟榔、大枫子各二钱,雄黄、轻粉、三黄末、樟脑各六分,调茶油涂。又方用乳没、儿茶、冰片、轻粉、朱砂、红丹、炉底、铜青、水银各一厘,合末调茶油涂。洗方用金银花或藤或叶,加五倍、松须、桃叶、油茶药、山苏英、明矾煎汤坐洗,浸至约一时许,方擦干身子涂药。内服用又方洋参二钱、新草干一两、鸡妹仔一只,合焅至鸡烂服,甚效。

疥药神方:三仙一钱,祈蛇四分,冰片共细末,沙疥调茶油抹,烂疥干掺。又方火巷二重皮、硫黄一钱、明矾五分同茶油煮滚布包擦患处,极效。如疥疮溶至臭、延久不愈者,可用一服即愈,极验。明矾一钱、黄三仙一钱、白胡椒一钱、乌金绒布(烧灰存性)一钱、凤凰退(烧灰存性)一钱,合研细末,调麻油抹。又方沙疥一扫光方:妖面、大枫子、木别子、水银、轻粉、银朱、枯矾、蜜陀僧、樟脑、黄丹、花椒,共捣末和香油,熬至花椒焦黑色为度,擦疥。又方胡椒、枯矾、生矾、硫黄、绿豆粉、烟叶,共细末,香油调擦。又方涤疥方:桃叶、苍耳叶、千里光、金银花藤、九节香,共煎水浴洗,百疮不发。

骨骾咽喉,急用灵仙、砂仁各一钱、生糖二钱,水煎服。

犬咬伤,宜用叶下红、丁仔草捣红糖敷患部。

蜈蚣咬伤,宜用刘寄奴捣敷,敷前用盐水汤洗创口。

蛇咬伤,急用鼠尾癀、鸡舌癀、叶下红、遍地锦、臭竹叶少许,绞汁调酒服。又方虎舌癀、鼠尾癀、向天盏、白花节节花,共捣汁服。初咬时须开份,通令血出,使癀不透。

卷下　方　药

万应膏类

一、洪家万应膏

当归、生地、黄芪、川椒、五加皮、荆芥、银花、大黄各三钱，天麻、川乌、草乌、生姜、苦参、白芷、元参、续断、白附子、防风、薄荷、丹皮、地骨皮各二钱，蜈蚣三条，蛇退一条，葱头七个，用桐油二斤煮至药焦黑，滤去渣再煮，然后徐徐下黄丹二两，熬至黑色、滴水点珠。取起略冷，入头发灰四钱，煅乳没各五钱，研细末，合搅匀听用。

二、南仙万应膏

铜青、樟脑、乳没各三钱，丁香四钱，麝香五分，杏仁去皮三钱，白蜡四钱，木别去壳三钱，蓖麻子去壳四钱，冰片五分，川乌、五倍去壳各三钱，三黄末六钱，草乌为末三钱，血竭、南星为末、琥珀各三钱，松胶七两。熬膏法：先下木别子、蓖麻子、杏仁，次下松胶少许，捣后又下五倍子、樟脑等分别下完，膏捣至烊化，用手点无白粒方可。若要拔毒消肿，则原方分量；若要生肌收口，则五倍、冰片、麝香各减半，成膏之时加香油二两。膏药须杵至不带药末乃成膏。

三、驰名万应膏

此方大小疮、拔毒生肌无所不妙，乃海上奇方，不可轻视。川椒四钱、南星七钱、川乌三钱、五倍子七钱、草马[①]三钱、穿山甲二钱、白芷五钱，以上七味一包为末。木香五钱、煅乳没各四钱，上三味为一包。炉底一两、黄丹五钱，此二味为末作一包。肉桂一钱、丁香一钱、麝香三分、冰片三分、轻粉五

① 草马：应为“草乌”之误。

分,此五味为末作一包。茶油四两、桐油十二两、蜂蜡二两、松香一两。先将二油煮沸,即下炉底、黄丹,柳枝搅拌不住手,煮至滴水成不散,再下川椒等七味,又煮至滴水成珠不黏手为度,后下蜂蜡、松香者,至溶[①]化后取起退火,则下其他八味二包搅匀听用。

四、时用万应膏

三黄末二两、白蜡研二两、红丹六两、桐油一斤、松香半斤。先将松香、桐油同煮沸,节次徐下红丹,用文武火煮至滴水成珠不黏手为度,取起下三黄、白蜡搅匀。于冷水中一宿,收起收贮罐内,再下冷水浸膏听用。冷水二日宜换一次。

五、大万应散:百疮俱效

木香七分,乳没、白芨、山慈姑各二两,沉香、黄连各五钱,黄柏四钱,浙贝两半,大黄二两,泽兰三钱,白芷两半,南星二两,银花七钱,薄荷三钱,儿茶两半,皂刺五钱,无名异三钱,血竭、赤芍各五钱,川乌、五倍各二钱,麝香三钱,三七三钱,黄芩二钱,归须七钱,丁香三钱,朱砂五分,共为末,每用药四两配南香末一两,鸡蛋清调匀涂患处。若痔疮流注,宜下红曲、熊胆、冰片、麝香等药。

六、小万应散:百疮俱效

锦纹、白芷各一钱,川南星五分,木香三分,乳没各五分,文蛤粉、天花、黄柏各一钱,圆鱼甲八分,南香少许。疮初起搅酒涂,已成物搅醋涂。

七、万应散:治各种痈疔

花粉二两,羌黄一两,黄柏、白芷各一两,厚朴、南星、粉草各七钱,共为末收贮,每用三钱,暑天调水敷,寒天调酒敷。内服方用知母钱半、川贝钱半、花粉二钱半、白芨钱半、皂刺去尖钱半、乳香钱半、银花一钱、半夏一钱、山甲一钱,用老酒碗半燉八分服,渣和芙蓉叶捣蜜敷患处。

---

① 溶:为"熔"之误。

铁箍散类

铁箍散：治无名肿毒、疥瘤痈背等未出脓或出脓者。

大黄三钱，白芷钱半，川芎、草乌各钱半，川连、山甲、羌黄各八分，赤芍七分，皂刺、归须、海藻、昆布、半夏、川贝各一钱，五倍二钱，南香五钱，共研末调鸡蛋清涂。

治阴阳症铁箍散：治痈疽，恶物等症。

川乌、草乌、天花、黄柏、黄芩、大黄、白芷、南星、五倍、山甲、五加、桑白、防风、生地、赤小豆、乙金、沉香各一钱，麝香四分，川连五分，乳没、血竭各八分，滑石、炉底各八分，南末五钱。初起调酒涂，成物调醋涂。

阴阳症大铁箍散：百症俱验。

银花二钱，天花粉一两，归尾、山甲各四钱，丁香、南星、半夏、血竭、乳没、木香、羌黄、草乌、穿山龙各五钱，生地、山慈姑、白芷、茯苓、大黄、川贝、皂刺、赤芍各六钱，南香三两，共为末调热酒涂。

阴症铁箍散：此方治疽症。

大黄、黑丑、文蛤各五钱，姜黄二钱半，黄柏、丹皮、白芷各三钱，乳没各一钱，木香钱半，共为末，调酒敷。

阳症铁箍散：亦名如意散，治痈症。

花粉三两，黄柏、大黄、姜黄各两半，白芷一两，南星七钱，厚朴、甘草各七钱，苍术七钱，乳没各三钱，共为末，用风葱汤调敷。

五香大铁箍散：凡疮皆可用，未成物则气散，成物则脓出。

生附子五钱，大黄、松香各一钱，胆矾、明矾各二钱，乳没各一钱，白芷、南香末各二钱，藿香一钱，雄黄二钱，文蛤、木香各一钱。未成物者用酒搅药末涂，已溃者用鸡蛋清搅涂。

金箍散：治一切发毒。

白芙蓉花叶二两，五倍子、白芨、白蔹各四钱，生大黄三钱，共为末，调葱白少许同醋敷，如干以葱汁、酒润之。将出脓者，敷疮口四围为妙。

箍生痛方：川乌、黄柏各等分，为末猪胆调匀，敷疮周围。

去腐拔毒方类

消毒膏：此方治疮毒肿痛、脓不得出，膏贴一日一换，即脓出。

苦参六两切片，香油半斤，密陀僧三两八钱为末，先将香油入锅内熬滚，下苦参煮至黑色，滤去渣，再下密陀僧末，以柳枝搅匀至滴水成珠，不黏手为度，取起听用。

铜青膏方：治百疮脓不出。

铜青五两，用醋浸五日。乳没各五分、白松香六两、桐子肉二两、南香二两、大黄二两，杏仁五钱、五倍子二两、蓖麻子二两、桃仁五钱，共为细末，用猪肉捣成膏，瓷罐收贮。

拔毒消肿出脓膏：此方主治旧脓疮疱及癞疮，贴之不论痈疽背疔，未成脓者消，已成脓者易出。但不能收干，若要收干，须用别膏。

松香、川乌、草乌各二钱，南星三钱，半夏二钱，白芷二钱，文蛤三钱，羌活二钱，大黄二钱，各研细末共作一包。再用桃仁四钱、木别子十二粒、蓖麻子五钱、杏仁五钱、江子仁五钱另作一包。炼膏之法，先将茶油一盏涂研罐，次将桃仁等一包放入，渐舂至烂，再将松香等药渐入，直舂至不见白粒，收贮听用。

收毒散：大枫子七十二粒去壳，枯矾、水银、樟脑各三钱，共为末和茶油熬至水银无珠，敷之。如肉色尚黑，须再换一贴。愈后当再敷生肌全功散。

洗毒方：花椒、银花、槐花、苦参、荆芥、甘草节、枯矾各五分，早晚煎水洗。再用拔毒散敷。

拔毒散：水银三钱、樟脑三钱、葱白并根一把，公猪臆脐一个，共杵至水银无珠，化尽为度，敷之。

神助解毒散：此方治诸疮初起、脓血未出者。

银花一钱，甘草节五分，黄芪、皂刺、当归、乳没各三钱为末，每服三钱，酒送下。

百疮点膏：治脓不出，能内消，瘤点可平，铁板恶疮腐肉得起。但血瘤切不可点。

卤砂六分，硼砂三钱，胆矾三分，巴豆八粒，金箔三十张，黄丹钱二，麝香、冰片各一分，胡椒三粒，大川乌一分，蚶壳灰三钱，用浓碱水搅拌为膏。

百疮点膏另方：浓碱水二碗、大糯米一升、蚶壳灰少许煅研、银石三钱为末，杵匀成膏收贮。用时只取豆大点疮口，外贴膏药。

拔毒绿云膏：能治新发痞块，无名肿毒。明松香一斤、蓖麻子三百二十粒去壳、杏仁三百二十粒去皮尖、乳香两半、没药五钱、铜青二两，先将杏仁、蓖麻子杵烂，再下松香同杵，后入乳没、铜青，共杵至膏。

回生丹方：治痈疽发背、腐烂不堪、痛楚欲死者。

官粉一两，乳没、银朱各二分五厘，共为末。先煎茶洗净患处，擦干。取猪腰一个剖开，去内白根，用药一分涂切面上，贴患处，待腰子发热良久再取起。危者需贴六七次，轻者三四次，数日即收口。如疮口面大，可将腰子多剖几面，上药三四分。

治痈疽膏药：痈疽将敛宜用，如毒未尽，不可遂用生肌等药。此方凡治肿毒已溃俱可。

正麻油二十四两煎沸，入乱头发一把，以桃枝搅至发熔化，再入蓖麻子（二百粒去壳捣碎）煎至枯。又大生地四两切片，元参、大黄切片，归全各三两，赤芍二两，肉桂二两去粗皮切碎，共煎至药色枯黑，滤去渣，漫[①]火熬浓，再与上药合熬至滴水成珠为度。松香八两，红丹十两，乳香、没药各二两，共研末入膏药中拌匀，贮瓷器中听用。

痈疽将愈宜补气，忌清冷，宜八味丸，止渴并生肌。

治疽绿豆内托散：绿豆粉一两、乳香五钱、灯芯同研和匀，以生甘草煎浓汤调下一钱，时时服之，自无毒气冲必。盖疽最惧毒气内攻，渐生呕吐或鼻生疮，此方连进十余服，可使毒气外出而愈。

点疔膏：此方能去腐肉。

蒜瓣三个烧见黑色、茶油一两、灰粉五钱、麝香三分，共捣成膏贮罐内。用时挑一点涂疔头，外用万应膏封敷。

起骨膏：久疮有碎骨在内，贴之即出。

桐油二十两、密陀僧七两、松香一两、白蜡三钱、黄蜡二钱、黄丹三两、木香二钱、乳香三钱、没药钱半、血竭钱半、琥珀末一钱、冰片四钱、麝香六分、头发五两、牛黄四钱，桐油、松香、黄白蜡入锅内熬至熔化，将药下再熬至成膏，然后下黄丹，柳枝不停搅拌，待微温方入冰片、麝香、血竭、琥珀，收罐内听用。

生肌膏类

百疮生肌散：此方能作枪刀药散，甚验。

熊胆四分、三黄制甘石二钱、琥珀末二钱、冰片一钱、乳没各七分、麝香三分、血竭五分、朱砂五分、水粉一钱、珍珠三分、轻粉五分、三黄末一钱，共为末，再加蜂房、江子仁、赤石脂、龙骨各一分，合末涂。

---

① 据文意，“漫火”，应为“慢火”之误，下同。

大生肌散：此方尚能解毒、去腐、拔脓，非仅生肌也。

木香二钱、黄丹三钱、枯矾五钱、轻粉二钱，共为末，猪胆汁搅匀，晒干，再研细末涂患处。

收干八宝丹：水银五分、冰片一分、朱砂五分、水粉五分、明矾五分、三仙丹五分、儿茶一分、水龙骨一分，旧白田螺壳研末和诸药末涂。

生皮药：水粉一两、朱砂一钱、赤石脂一钱、冰片三分，共研末涂患处，外用水芋刺针孔敷上。

毒疮收口散：水龙骨一钱、朱砂三分、轻粉五分，共为末撒疮口，若疮口见红黑干厚加赤石脂八分。

百疮起板生肌方：木香五分、红丹钱半、轻粉五分，共研末，合猪油调匀舂成饼，焙干研末用。

生肌散：甘石制三黄水一钱、朱砂五分、乌丁泥三分、冰片一分、琥珀五分，为末擦伤口。又方水粉一钱、黄丹八分、珍珠二分、川连一钱、丹头一钱、冰片二分，为末。用时先以甘草水煎洗疮口。

拔毒生肌散方：水银五钱、蜂蜡三两、麻油五两、白蜡五分、樟脑一钱、冰片三分、麝香三分、轻粉三分、熊胆三分，用生猪油杵为膏听用。

破烂生肌方：象皮、白蜡等分为末，连用二贴。

生肌散：珍珠二分、乳没各五分、铅粉五分、血竭五分、轻粉四分、儿茶三分、白信一钱、冰片二分、象皮一钱，共为末，敷前先用猪蹄汤或浓茶洗净创口。

生肌全功散：黄柏去皮一两，蜜六钱，炙至蜜干为度，轻粉五钱，共为末。香油二盏、黄蜡五钱，同熬，又以绵纸剪成方寸投入油中浸三次。疮口先用苦参根汤洗净，即撒药末，再盖上油纸。

治久漏不收口方：槐花、地骨皮、白癣肉各三钱，石膏、黄连、防风、荆芥各一钱，水三碗煎一碗，和酒一盏再熬至一碗，温服，渣二碗半煎九分。第二剂方用皂角子三粒（小的四粒）、木通五钱、生地五钱、土茯三钱半，服法如前。第三剂方用木通、生地各三钱半，土茯四两，服法亦如前。

太乙膏方：收疮口极验。

当归、生地各二两，乳没各一两，白蜡、黄蜡、甘草各一两，俱为末，黄丹八两炒黑，用麻油一斤浸当归、生地、甘草三味。一宿后以炭火熬至焦枯，用苎布滤去渣，漫火再熬至滴水不散、不黏手为度，则入二蜡，再熬烊，取起下黄丹、煅乳没，用桃枝搅拌匀，收贮听用。

隔纸膏：治臁疮积年不收口。

嫩松香(黄色者佳,黑色不用)一两、猪油五钱、正蜂蜡夏用三钱(冬用五钱)、大生葱一株去须切碎、煅儿茶二钱、煅乳没各五分、血竭五分共为末。松香、猪油、蜂蜡先熔化,再下其他药搅匀。疮久年加黄丹八分,夏天发臭加麝香五厘,疮口弥厚加杏仁五粒研作泥,同前药用。敷时疮口披油纸,再上药。忌鸡、鱼、豆腐、肉、面之类食品。

起板生肌隔纸膏:黄丹、胆矾、松胶、水粉各一分,铜青五分,水龙骨三分,共为末调茶油安纸上敷。

平疮收口方:收顽疮如神,治痈疽流脓将尽而不生肌、不合口、疮又反痛不流脓,只流黄水。不可数剂求效,若新疮则不必多服。忌房事。

牛膝、白芍、生地各四分,粉草、官桂、白芷各三分,香附五分(若男子可不用),白茯苓八分,陈皮、人参各五分,川芎六分,白术一钱,炙芪一钱,当归钱半,水二碗煎一碗,姜二片。年老者去官桂、白芷;口渴者加五味子十四粒;发热者加柴胡五分、黄芩四分;恶寒者加藿香四分;烦躁者加麦冬六分;泄泻者加厚朴三分、泽泻四分;膈上不宽者加厚朴三分、山楂二钱。外须贴回生丹。

白膏:凡收疮口通用。

炉甘石四钱三黄汤制、煅乳没各三钱、海螵蛸五钱、朱砂一钱、赤石脂四钱、山龙骨三两、水粉一两、冰片一钱、轻粉三钱、水银二钱、儿茶三钱、琥珀三钱、水龙骨三钱、珍珠五分,共为细末,调猪油擂膏。

绿膏方;能起板生肌。

沥青、铜青、云香、乳没、血竭、轻粉各三钱,炉底三两,合杵膏。

杂治类

百症回春膏:治风寒湿气及跌打损伤所致的心腹等处疼痛、痈疽、发背、疔疖、流注、湿毒、内外臁疮等,凡毒已成已溃,可止痛、出脓、生肌、拔毒。如哮嗽喘急贴背心胸前,泻痢贴脐心,小肠疼及疝气痛贴脐下,偏正头风并眼痛贴太阳穴。

当归、丹皮、赤芍、白芷、白蔹、白芨去根、乌药、木别去壳各八钱,大黄、川乌、草乌去根、五倍各六钱,苦参、皂角去根,柳枝、桑枝各四钱,连翘五钱。入麻油二斤浸三宿,以文武火煮至药枯则退火,细布滤去渣,再熬至滴水成珠不散,然后徐徐调入黄丹十二两,用柳枝不停手搅匀,至指头挑起不黏手为度。贮入瓷器则再下制乳没各四钱搅匀,取出置地上三昼夜退火毒听用。

黄丹须炒至紫色，取起用沸水御过飞用，晒干再炒，依法三次。煅乳香则将乳香置于竹筛上，炭灰火炙沸片时，取安于地上，用碗复[①]盖至冷方可用。

胜金丹：治痈疽发背，一切有名、无名毒疮及指甲肿痛皆效。

石灰末一把，罗南香酌量，鸡蛋二个取清，酒酌量，合调匀，敷药后须包扎二十四小时，再用烧酒洗去旧药，如前再敷。已成脓者无效。

八宝丹方：三仙丹五钱、朱砂一钱、黄丹一钱、大黄一钱、黄柏一钱、乳没各五分、冰片一分，共研末和茶油。

薰毒疮方：朱砂、槐花、水银、茶叶各五分，樟脑一钱，冰片、麝香各三分，轻粉五分，每早晚用草管薰入患处。

消毒汤：治恶疮肿毒。

紫花地丁去芦、银花、当归、大黄酒浸炒、赤芍、黄芪各五钱，粉草一钱，共为末，分二剂煎酒服。

红膏方：治久年臁疮及风毒流注。

香油一斤，用铜器以文武火煮，少顷则下正黄蜂蜜二两煮熔，取炒黄丹一两与鸡蛋一个搅匀，加入器内合成膏。用时其疮口先以荆芥汤洗净。

真人活命饮：初起恶疮饮此则散。

鸡骨红[②]、马鞭藤、和尚头草、大红蓖麻叶，共绞汁和热酒服。

回燕膏：专治瘰疬、痰核，对恶疮亦极验。

川山甲、全蝎、白芷、黄柏、黄芩、黄连、当归各二两，生地一两，赤芍一两，官桂四两，海藻四两，番木别一两，川麻油一斤四两，共熬枯黑去渣，下飞丹十两、黄蜡七钱、白信三钱、粉心二两，收成膏，投入水浸。取乳香、没药、阿魏、轻粉各六钱，麝香二钱，血蝎四两，燕窝泥一两，雄黄二钱，朱砂二钱，雄鼠屎两半，为末筛过。将膏药熔化，离火后下乳香等药，搅匀听用。

百症通用方：黄芩、黄柏、大黄、乳香、没药、白芨、白芷、白蔹、生半夏、山慈姑、通草、丁香、松香、花粉、五倍子、生南星，共研细末，调鸡蛋清涂。

不论何症俱验方：大黄、白芷、黄芩、黄柏、乳没各七分，蛇床、地骨各八分，赤小豆七分，甘草粉五分，麝香三分，另南香末若干，搅猪胆汁或鸡蛋清敷。

治一切恶疮方：雄黄钱半、杏仁三十粒去皮、轻粉洗涤一钱，共为末，以猪胆汁调敷。此方亦可入冰片少许。

---

① 据文意，“复”，为“覆”之误。

② 鸡骨红：土牛膝的别称，又称鸡骨癀。

千金内托散：专治无名肿毒、疔疽等。

皂刺一两，穿山甲一钱，厚朴、陈皮、桔梗、花粉、白芷、银花各一两，共为末，每服三钱。若发在背上，宜以贝母、乌药煎汤泡服；发在手上，宜以防风、杜仲煎汤泡服；小便有毒以车前、木通煎汤泡服；足上发毒肿痛，以木瓜、牛膝、黄芪、独活煎汤泡服；虚人者，人参汤泡服。若是杨梅结毒疮，加蜈蚣焙为末五钱，合用甚妙。

败毒散：治男女身上发毒，并生疥等。

土茯二钱，红花五分，蝉退三只去足，白芷、银花、归尾、独活、山甲、薏仁各一钱，甘草三分，水二碗煎八分。又方生芪二钱、当归二钱、银花三钱，酒煎服。

真人活命汤：炒山甲八分，甘草节一钱，防风一钱，乳没各五分，赤芍、白芷、花粉、川贝各一钱，皂刺五分，陈皮一钱，归须（壮人用一钱，虚人用五分），银花二钱，连翘七分，老酒二杯半煎一杯温服。此方若疮生背后加皂刺；在腹加白芷；在四肢加忍冬藤、银花；在颈项半身以上加升麻、桔梗、柴胡；在腰下加牛膝、木瓜、防己；在足底加肉桂；在胸前加瓜蒌仁。服药后再饮酒三五盏以助行药势。

白龙骨方：治各种肿痛或臂或腿俱妙。

白芨一两、炒五倍子五钱、白蔹三钱，共杵末调酒敷。

提虎丹：治痈疽发背初肿，能消肿止痛。

江子仁九粒、白砒九分（甘草水制过），共为末，用黄蜡化开，待微温入药，烘软为丸如绿豆大，每服三丸，共服十五丸，暖酒送下。有微汗出即消。小儿初服二丸，共服十丸。

神仙蜡矾丸：此方治一切痈疮恶物，初起即服，绝无后患。

方用明亮白矾一两、黄蜡七钱，蜡熔后稍冷入矾末，搅匀为丸如桐子大。倘冷不能为丸，以滚汤燉之。每服二十丸，白汤或温酒送下，一日间可服近百粒方有成效。

神效托里散，治一切痈疽发背、肠痈等。

黄芪、忍冬叶、当归各五钱，粉草二钱，酒煎服。

治发背诸疮内托方：并止痈排脓。

甘草一两、银花四两、酒水各半煎，分三服。

痈疽活命饮：并治疔症。

赤芍、皂角各一钱，防风七分，天花一钱，乳没各五分，山甲三片，陈皮钱半，白芷一钱，贝母钱半，酒归须钱半，粉草一钱。疮在四肢加银花三钱；若疔加紫河车一钱；疮在背加皂刺一钱；疮在腹加白芷一钱；疮在胸加瓜蒌二钱。患在上部饭后服，在下部空腹服。如疮溃腐烂加薯榔[①]三钱、炉底一钱，蜜少许捣敷，一日一换，愈后加蛤粉一钱。

痈疮消肿方：并治便毒。

全蝎炒、核桃去壳（肉炒）等分为末，空腹热酒调下三钱半，后再服三日，可痊愈。此方亦治小儿痟疮。

痈漏方：全蝎尖二钱，刺猬皮焙干、象牙童便制、黑槐花各五钱，川连蜜炒钱半，炒枳壳、黑地榆各二钱半，雄雌黄各钱半，僵蚕、蝉退、防风、荆芥、牙皂各五分，槟榔钱半，白曲二钱，老酒半瓶为丸绿豆大，盐水送下。

疔疮通用方：苋菜、青石灰、鸡子黄捣匀敷。初发时用白菊花叶捣烂下酒绞汁服。疔疱发癀，用菊花叶（不论红白）绞汁一钟饮下，若无叶根茎亦可。又方用丁香、木香、乳香等分，为末捣蒜瓣敷。亦可松香捣地龙敷。疔疮不出脓，用江子仁一钱，雄黄五分，捣肥肉敷，或六月霜头捣红糖敷。疔疮一破，血流不止，用血竭五分，乳没各五分，共为末搅酒食，或生艾叶捣桐油敷。疔疮已溃又生胬肉如蛇头出数分者，用乌梅烧灰为末敷，或用盐蜩捣敷，或用盐萝卜捣烂敷。疔疮成，日久成管，用江子仁杵末作线穿入孔内，外用膏药敷。

诸疔通用良方：大黄三钱，川连、乳香各二钱，没药一钱，文蛤三钱，南星三钱，儿茶钱半，丁香钱半，滑石二分，南末三钱，共为末，调猪胆汁或鸡蛋清涂。

疔膏：专治面上诸疔疮。

用乳香、木香各二钱，胡椒十粒，大蒜一钱，巴豆六粒，公丁香三粒，浓碱水少许，合为末，老酒、醋调涂，二十四小时即换新药。及至疔化脓出，只用乳香末置疔口上，可愈。如或走癀，用生蒜一个，嚼烂合老酒（或烧酒）服之。

疖疽良方：五香散、海螵蛸各二分，白芷、三黄末、朱黄各一分，共细末搅蜜、醋涂。如药不黏，可酌加南香少许。

疖疽良方二：先用五爪龙煎洗后，再用雄黄三钱、海螵蛸二钱、煅牡蛎二钱，共为末。将药末入鸭蛋壳内，套在生疽手指上，若生肉箭者，加生竹烧灰合药末内涂。

黄龙膏：治疮肿等症及无名肿毒。

用藤黄茶磨汁敷抹。

---

① 薯榔：即薯莨 Dioscorea rhipogonoides Oliv.

诸蛇通用方:治未溃者。

九层塔、铁马鞭、香附、田乌草、空心菜、叶下红、竹仔草、曼陀花叶、虎梅心、仙草叶、豨莶草、蒲公英,共捣烂下人中白、糯米汤煮红糖再捣敷。内服用豨莶草、鸡骨头、铁马鞭头,共锉细燉酒服。

另方,凡手足生蛇,不拘脓出未出。

浓碱水一碗,酒一盏,温热洗后用下药涂。血竭三分、白芷五分、雄黄五分、朱砂二分、姜母二分、乳香五分、没药三分、大黄三分、天花三分、冰片三分,共研末搅鸡蛋清。

飞蛇痒烂方:水银四分,硫黄一钱,杏仁十二粒,蛇床一钱半,枯矾钱半,大枫子十五粒,黄柏末、雄黄各三钱,轻粉四分,樟脑五分,竹仔草灰五分,共为末,调猪油涂。

神验蛇方:川山甲、乳香、龙骨、雄黄、樟脑、松香各等分为末,用生豆腐竹刀切片入药末敷。又方蛇退烧灰调茶油涂,又椰壳烧灰搅鸡蛋清涂。

治无名肿毒方:文蛤、南星、大黄各一钱,乙金五钱,赤小豆、白芨各五钱,南香两半,共为末,未溃者调醋涂,已溃者调蜜敷。治生疥、白目疥俱妙,患者要多饮食为好。又方用绿豆粉、胡椒、明矾共捣粉涂。

活血丹:治疮毒初起及发久肤色不变、不发脓、不拘处,依此法屡试屡验。

乳没各五钱,川贝、南星、白芨、芙蓉叶、独活各一两,共研末和葱汁或猪胆敷之。如初起时则热红、焮痛,则为阳毒,可加姜黄、大黄、紫苏叶;若发时见肿而不甚痛、有黑色者,其按之觉痛,则为阴毒,方内可加木香、川乌、灵仙、紫荆皮、紫苏叶。若发于头、面、手、足等处,初起则肿痛走窜至速者,名曰风癀。俱依前法,察色分阴阳毒,方内并加青黛少许。

百草丹:不论疮疖疽癣俱效。

羊屎不拘多少,新瓦焙干存性,无烟为度,研末合麝香少许,调香油涂。

百胜丹:不论疮背等症俱效。

用桐子一粒煨透,勿太过火,和蚝壳灰捣烂敷患处,或加孵化后鸡蛋壳焙干亦可。

五香散:凡生痈物可通用。

生大黄一两,草乌三钱,乙金五分,南星一两,白芷五钱,天花五钱,川乌三钱,赤芍五分,白蔹五分,五倍五分,川贝炒五分,丁香、木香、沉香、乳香、没药各二钱半,南香四钱,血余四钱,共研末,若脓未出者调醋涂,脓出者调蜜涂或调鸡蛋清涂。

久年毒疮后渐成漏疮：用生橄榄口中嚼细，涂敷疮口，一日三、四换，数日收口。

通气散：治流注肿毒。

面炒枳壳、生何首乌去皮、小茴香、乌药、归全、生赤芍、木通、白芷各一钱二分，酒水各半碗煎七分，渣再煎服。疮生于上，饭后服；生于下，空腹服。外敷药加甘草一钱二分，共捣烂敷。又用生半夏五钱，生白芨五钱，共研末和姜汁敷，一日一换。又方贝母生、炒各半，和匀为末，每服二钱，可治无名肿毒。

风毒漏疮：药须服至肌肉坚固方罢。

防风、木通、当归、川乌火炮、龙骨、石花、花粉、香附、甘石各一两，共为末，每服三钱，用土茯四两，煎汤代茶。上药至脓出再服下方，白菊花二两，当归三两，防风、炮川乌、银花、五加、大黄、鲜皮、枳壳、陈皮各二两，牙皂二两，粉草一两，人参三两，血竭二两，共研末，每服五钱，用土茯七分煎水泡服。

治诸疮浸淫而疮口流脓、腐烂方：猪胆汁调芦荟膏涂，脓水自干。

治毒疮生蛆方：蛇床火焙研末，槟榔烧灰存性，黄连、赤芍、硫黄各一钱，炉底七分，黄柏火焙研末七分，明矾、胆矾、铜绿各五分，轻粉二分，松胶一钱，共研末调茶油涂。

诸疮肉箭，如蛇头吐出数寸，用硫黄敷；有肉凸者，用乌梅烧灰为末敷，即平。

治杂疮方：疮脓血出不收干及诸顽疮可用。

铜青、轻粉、绿矾、明矾、松光各一钱，白芷二钱，共为末。后将含油枫子仁四十粒捣烂，水银三钱口涎揉散，入药和匀。用时先将疮挑破，后擦药。

活虚丹：专治疮漏流注。

牛黄一钱、麝香三分、辰砂三钱、甘草三钱、滑石九钱、石膏九钱，入新瓷器内，贮水十碗。再大新瓷碗一个，水三四分，蜜半斤，土茯半斤，放上小瓷器，再复土茯半斤，小瓷器盖密，用盐面二两四周封上，只留豆大一孔候气。燉至水沸，再点香二支为度。服不论时，一日服完。

治痈瘤五海饮：海带、海藻酒洗、海蛤煅、海螵蛸各二两，海粉过制去油焙燥、木香各二两，三棱、莪术、香附醋炒、细辛各两半，猪琰子七分，旧壁土炒，为末。每服七分，生米汤或昆布酒送下。

治五瘿破结散：半夏、川贝、海藻洗、龙胆草、海蛤、通草各三分，小麦面四分，松萝三分，昆布、枯矾各三分，共为末，泡酒服。服时忌食鲫鱼、五辛及生菜、毒物。

治瘤膏药：蚶壳灰一两、江子仁一两、水银一钱、胡椒一钱、大黄二钱，共为末，浓碱水、酒和上药入罐中，日久再下浓碱水，防止药干。治瘤时先用大黄捣酒、醋敷至大痛时，去药，针破瘤子，再用膏药涂之。

治瘤小者先灸三五壮，大者灸七壮，用竹仔草叶捣敷瘤四周。如不见瘤头，可以铁马鞭捣盐炮热敷。

瘤出血不止，用好墨煅过、百草霜各等分为末，撒瘤口手按住。此方亦治痈出血不止。

集香散（治乳岩初起）：霍香、雄香、生松、明矾、文蛤、乙金等分，煎水洗。又用银花二两、蒲公英四两、甘草五钱、瓜蒌仁四钱，共研末，和饭粒为丸如小豆大。每服一钱，老酒送下。又蒲公英煎茶，逐日服。如成翻花，当用黑虎丹。

黑虎丹方：白信一两为末，生牛肉一片，将白信掺肉上烧灰存性为末。其翻花用带鱼齿钩破，让血流出，血尽用纸擦干净，将丹末吹入疮口，冷水布盖七日。如痛当忍，至花起生肌止。

瓜蒌饮：专治乳痈、乳疽、乳痨及心胸隔之疽。

黄瓜蒌一个连皮焙干研末（取籽多者）、当归五钱、乳没粗末各一钱、生甘草五分，以浓酒三碗煎碗半，作三次服。

红毛膏：此方治犬咬、诸毒虫所伤，臭烂难当，贴之立验。敷时先用烧酒洗疮（不可用汤洗）。

方为正水粉二两、黄丹炒飞八两、赤石脂八钱、樟脑四钱、龙骨四钱、珊瑚四钱、轻粉滴乳制至四钱、炉底一钱、寒水石四钱（或石膏代之）、炉甘石（火中烧红，下三黄汤泡过再烧，依法三次）、朱砂四钱、黄蜡三两、正香油四两。先将油、蜡熔化至烟尽，取起略冷，即下诸药末，急搅匀，收贮。

大癞风神方：防风、川木通各两三，川牛膝一两，川羌活两三，当归二两七钱，木瓜两三，白蒺藜二两二钱，杏仁二两二钱，白茯苓二两二钱，大枫子煮去壳十二两，苦参二两，白菊花两三，独活五钱，皂角刺十二两，荆芥二两二钱，川升麻、益母草各二两，蔓荆子二两二钱，共为末，用面粉煮糊为丸如桐子大，早晚服二钱，苍耳子煎汤送下。忌食椒、姜、醋、鱼类、冷物。

大阳风汤：治鹤膝风，兼治痢疾后腿膝肿痛、酸软乏等。

制附子、白术、羌活、人参、粉草、当归、川牛膝、黄芪、熟地各一钱，防风、杜仲各二钱，川芎钱半，水二碗煎八分，下姜三片，空腹。愈后宜服还少丹加肉桂，若脾虚寒者须服人参汤。

阴风阴症良方：南香三两、铁箍散二两、三黄末三两、五倍子四两、乳没各五两、鸳鸯土一块，共为末调鸡蛋清涂。内服方用山甲、黄芪、白芷、当归、生地各五分，淮牛膝一钱，木瓜五分，续断一钱，川乌五分，秦艽五分，羌独活各[①]五分，灵仙六分，五加七分，清酒一碗煎一支香燃时间。

阴风痛服方：肉桂一钱、续断八分、熟地一钱、归中一钱、炙芪一钱、川牛膝一钱、酒丹皮一钱、独活一钱、甘杞六分、木瓜五分、龟板一钱、五加七分、清风藤八分、木通六分，酒水各半，合一碗二分煎八分，渣再。

阴风痛敷方：五加二钱半、木香钱半、南香五钱、川乌钱二、乳没各二钱、独活钱半、桂枝五分、丹皮五分、白曲一粒半，合研末，猫公莿叶、鸡屎藤炒干为末，另水胶一两，煎米醋至化，糯米饭等同捣敷。又方用：武靴化藤四钱、光公须五钱、串神四钱、蒲公英三钱、淮牛膝五钱、泽兰五钱，和瘦肉五两（小多少）焐服。川草乌各六分、生大黄一钱、白芨五分、紫荆皮二钱、文蛤七分、地骨一钱、南香八分、花椒七分、石膏一钱、南香三钱[②]，共为末调酒敷。

脚风湿痛方：白术七钱、防风一两、川牛膝五钱、犀角乌尖五钱、黄柏五钱、胆南星五钱、苍术五钱、龟板酥油炙五钱，共为末，炼蜜为丸，酒送下。

治遍身风、骨节痛方：白茯苓一钱、生地二钱、灵仙一钱、山茱一钱、玉竹二钱、虎骨一钱、桑寄生二钱、菖蒲二钱、黄柏一钱、当归二钱、桂元肉二钱、甘草五分、淡蕉八分、甘杞二钱、酒三斤浸二日、燉热节次服之，愈。

疮毒臁漏神方：凡诸毒漏不收口、糜烂木堪，疼痛异常者可用。

银花一钱，土茯、荆芥、防风各一钱，川连五分，枝子七分，麻黄八分，花粉、淡竹、赤芍各一钱，在上部加升麻钱二，在下部用牛膝钱二，甘草四分，水一碗半煎八分。外用洗毒方。

生毒物久年起管药线方：毕澄茄二分，川乌、草乌各一分，乳没各五厘，冰片五厘，麝香五厘，象牙末二分，鸦片五厘，白信五厘（甘草水洗），辰砂为衣。

吊板丹：三黄末二钱半，三仙丹钱半，乳香三分，没药二分，冰片三分，麝香一分，共为末涂患处，外用鸡蛋清蘸棉花盖药上。

药线方：向南树皮末一分，白信一分，麝香二厘，冰片一厘（如无南末，用面粉代之，加冰片一厘），治穿心痈。痔漏起管加朱砂二厘。

百疮洗药：苦参、艾叶、花椒、防风、荆芥、槐花煎汤洗。

---

① 原文缺“各”，据文意补出。

② 南香三钱：与前文“南香八分”药物重复。